Entrenamiento de baño

Cómo enseñar a tu hijo(a) a ir al baño de una forma positiva y alegre ¡En Sólo 3 Días! - Incluye 8 Errores de los padres debemos evitar inmediatamente

Dra. Adelina Duarte

Tabla de Contenidos

Introducción

Hay momentos cruciales en la vida como padres, que requieren de todo nuestro compromiso, dedicación y cariño, y el entrenamiento de baño es uno de ellos. Podría denominarse como uno de los puntos más determinantes que comienzan a definir la conducta y la personalidad del niño, ya que, al cometer algunos errores habituales, se forman ciertos hábitos inadecuados que pueden ser perjudiciales a largo plazo.

Podría decirse que esta es una de las actividades más determinantes que pueden definir el aprendizaje del niño, este es el modo en que puede entrenarse a un pequeño para poder regularizar sus visitas al baño. Pero más que un entrenamiento para niños, es un desafío para los padres, quienes pondrán a prueba sus niveles de paciencia y amor, donde desarrollarán una confianza mucho más fuerte, generando un vínculo con el niño que será evidente durante el proceso.

Hacerse la idea de que llegará la etapa en la cual debamos comenzar un entrenamiento para ir al baño, no resulta tan abrumador como el hecho de enfrentarse a ello eventualmente. Todos hemos pasado por esto alguna vez, y al haberse convertido en un hábito, difícilmente podremos verlo como algo desafiante y complicado. Pero si hay personas en el mundo que pueden refutar esto, son los padres primerizos.

Aplicando la psicología infantil, podemos alcanzar resultados impresionantes, quitando de la ecuación todo elemento frustrante, las proyecciones de negatividad, y el estrés que esta situación puede generar al principio. Pero más allá de un entrenamiento, los padres pueden encontrar este simple proceso natural del ser humano como una oportunidad para crear vínculos y lazos sólidos con el niño, ya que, se puede aprender muchas cosas interesantes durante este entrenamiento que ayudamos a desarrollar de forma simple y rápida.

Es necesario entender, que, aunque para los adultos esto puede ser una actividad habitual, para los niños puede convertirse en uno de sus primeros logros. El éxito comienza a experimentarse cuando realmente puede hacer cosas por sus propios medios. El simple hecho de ponerse de pie, caminar, y valerse por sí mismo, es un hito que marca el comienzo de su primera etapa de logros durante su vida. Es por esto, que la participación de los padres debe ser enfocada en la aprobación y fortalecimiento de estos eventos, a través del abrazo, la celebración, el amor, la empatía y la comprensión.

Quienes no tienen la oportunidad de nutrir su conocimiento a través de consejos como los que te compartimos en este libro, generalmente cometen errores que te ayudaremos a evitar. La preocupación ante la posibilidad de un fracaso, comienza disminuir a medida que avanzamos en las líneas de este libro, el cual, no sólo es un manual de instrucciones de lo que debes hacer, sino una guía de cómo transitar a través de un proceso que debe ser asumido con absoluta responsabilidad.

Aunque parezca difícil de aceptar, esta no es una situación sobre la que tengamos el absoluto control, así que, habrá momentos en los cuales deberemos confiar en el niño o niña, dándoles la posibilidad de demostrar que tiene la capacidad de adaptarse a las nuevas rutinas que mejorarán su proceso de ir al baño.

A través de la enseñanza de estas prácticas, podrás darle la habilidad de transitar parte de este camino de forma autónoma, siempre con la revisión y supervisión, pero que, en un principio, será un reto que debes tomar muy en serio. Aunque los padres primerizos son el principal foco de estas líneas, la mayoría de los padres desconocen mucho de los consejos y recomendaciones que aquí compartimos.

Repiten una y otra vez los mismos procedimientos erróneos y confusos que pueden llevar al niño a un punto de frustración, sintiéndose juzgados o criticados por sus propios padres. En la red existe mucha información al respecto, pero en ocasiones, resulta contradictoria, desafiante, y plantea ciertas situaciones como verdaderas faenas que muchos no están dispuestos a asumir. Este libro está escrito desde la absoluta sinceridad y compromiso de proveer información que realmente necesitas, para que obtengas la preparación y sientas la seguridad plena al realizar el entrenamiento para ir al baño con tu hijo.

Hemos verificado toda la información obtenida en esta investigación, la cual, nos ha proporcionado una sensación bastante satisfactoria al contrastar experiencias de padres, psicólogos, pediatras, psicopedagogas y cuidadoras que han logrado combinar diferentes puntos de vista para generar el mejor resultado. Al final, es su hijo quien se verá beneficiado al tener una preparación óptima para aprender a ir al baño.

No se trata simplemente de enfrentarse a la situación sin ninguna preparación, así que, cuidamos que el diseño de cada fase sea absorbido progresivamente para poder tener las bases sólidas al momento de presentarse diferentes situaciones. Se trata de un momento importante que requiere del establecimiento de normas, rutinas, prácticas y análisis, ya que, es necesario poder evaluar cuáles son las reacciones que despiertan nuestros hijos, dando especial atención a su personalidad.

Es normal que surjan ciertos obstáculos, y el proceso se puede ver modificado gradualmente, pero no es motivo para entrar en pánico, ya que, tienes la ventaja de contar con nuestros consejos para que puedas reaccionar a tiempo y realizar las pequeñas modificaciones necesarias sin tener que acudir a la represión, cuestionamiento o juicio.

Entendemos que, en la actualidad, es difícil mantener una rutina definida ante el mundo tan cambiante en el que nos desenvolvemos, pero este libro, ofrece información actualizada, fresca, y fácil de internalizar. Esto te permitirá compartir con amigos y familiares algunos de estos consejos que serán de gran ayuda también para sus hijos.

El entrenamiento para ir al baño, es algo que debe emplearse no sólo en el hogar, sino en lugares de cuidado, viajes, entre otros, así que, podrás evitar momentos desagradables y disfrutarás mucho más de este tipo de interacciones con tu hijo. Romperás con algunos mitos existentes que a lo largo de los años nuestras abuelas y madres han venido manejando ante la imposibilidad de poder recurrir a un verdadero profesional, pero ahora la información está en tus manos.

Antes de iniciar, te agradecemos por elegir este libro sobre muchos otros disponibles en el mercado. Hemos realizado una profunda investigación que tiene como único objetivo compartir con los padres primerizos y experimentados los aspectos más importantes que suelen estar presentes en el entrenamiento para ir al baño.

Necesitamos visualizar antes de cualquier cosa, que nuestros hijos son seres únicos e independientes que no pueden ser tratados con una fórmula genérica sin antes evaluar sus aspectos de personalidad. Es necesario alimentar la comunicación, entender sus pensamientos y valorar sus opiniones. Seremos guías y compañeros en este proceso, pero la decisión final pertenece al niño.

Nosotros, como padres, maestros, cuidadores o familiares, estaremos allí para garantizar soporte y seguridad, establecer los límites, y proyectar siempre un entorno inofensivo, tranquilo, pacífico y que parta desde el amor. Esto abrirá el entendimiento del niño, le permitirá involucrarse más en esa situación, y su paso por este periodo será mucho más satisfactorio.

Aplicando los consejos que te compartimos en este libro, puedes estar seguro de que tu hijo o hija aprenderá a dominar la acción de ir al baño a tiempo, sin traumas y sin el caos que suele surgir cuando el desconocimiento suele estar presente. No tiene que ser un proceso duro o aleatorio, te ayudamos a que ir al baño sea una actividad y llena de diversión y con recursos valiosos que tu hijo o hijos te agradecerán.

Capítulo 1:
Preparativos para una nueva etapa

Los dos principales protagonistas que estarán involucrados en este periodo de transición, es el niño y su acompañante, sean los padres, maestros, cuidadores o familiares. Es por esto que hemos dividido esta sección en dos fases principales. Una es la manera en que el tutor debe asumir y prepararse, y la manera en que debe acondicionar el contexto, el entorno y los diferentes aspectos involucrados para que sean fáciles de asimilar para el niño.

En toda situación nueva, es necesario tener un nivel de organización, preparación y Planificación, ya que, esto permitirá reunir datos, equipo y recursos ideales para que la preparación sea fluida y exitosa. Tomemos en cuenta que se trata de un proceso nuevo, un territorio que el niño comenzará a explorar en compañía de su guía, que, en este caso, asumimos como norma general que serán los padres.

Es momento de mentalizarnos

Difícilmente, alguno de nosotros pueda recordar cómo fue este proceso cuando a nosotros mismos nos tocó enfrentarlo en su momento. Diferentes métodos, trucos, recomendaciones y consejos fueron aplicados por nuestros padres para poder afianzar una rutina para ir al baño que funcionara en su momento. Pero ahora eres tú quien debe encargarse de guiar a tu hijo durante esta etapa, por lo que, mentalizarte para la responsabilidad que estás por asumir, es de vital importancia, ya que, esto puede definir su confianza, rutinas y costumbres vinculadas a esta acción.

Este proceso de preparación no requiere de demasiado esfuerzo, sólo se trata de cambiar de actitud a una mucho más positiva, desligarse de las preocupaciones, y enfocarse seriamente en lo que se va a hacer. Renunciaremos a otros temas pendientes, compromisos o preocupaciones que pueda proyectar una actitud negativa sobre el niño, ya que, no debe asumirlo como si se tratara de algo obligado, un compromiso molesto o algo similar.

Este podría ser el primer consejo y el más importante de todo, ya que, esta actitud de confianza que proyectas también generará una reacción sobre el niño, ya que, se estarán dedicando ambos a entregarse por completo al desarrollo y evolución de este proceso. En general, este periodo de entrenamiento involucra de 3 a 5 días como máximo, y aunque se trate de un proceso intensivo, no tiene por qué desgastar, estresar o preocupar durante el desarrollo.

Toma en cuenta que este entrenamiento para ir al baño no solo va a desarrollarse en casa, ya que, será necesario que asuma el reto de hacer salidas cortas periódicamente para poder poner a prueba si todo está funcionando de la manera correcta. No podemos confiar en que sólo la normalización de una rutina debe

11

funcionar en casa, ya que, eventualmente en viajes, lugares de cuidado, o en la escuela, habrá momentos determinantes en los cuales, las costumbres y rutinas que has trabajado, deberán aplicarse para garantizar su éxito.

El primer día demandará un alto nivel de dedicación, ya que, debes poner especial atención a la lectura de las múltiples señales que el niño enviará, y una vez que interpretes todos estos mensajes, tendrás también que ocuparte de aquellos accidentes que ocurren en el hogar. Si eres uno de esos padres que constantemente está mirando el reloj, revisando la agenda o atado al móvil constantemente, será necesario que hagas un trabajo mental antes de iniciar con este proceso. El entrenamiento para ir al baño, requiere de tu absoluta dedicación al menos por 3 días, las prácticas suelen prolongarse un poco más cuando las cosas se complican, y te enseñaremos cómo manejar esas situaciones más adelante.

Nos ubicamos en el escenario de que todo irá bien de principio a fin, así que, durante al menos 72 horas, deberás estar enfocado totalmente en la idea de que tu hijo debe convertirse en un campeón para ir al baño. Puede que estos días resulten realmente desafiantes, pues tus prioridades habrán cambiado, pero, aunque pueda ser un poco absorbente esta dinámica, resulta fundamental para lograr una rutina sana, regular, y satisfactoria que vale la pena intentar, lo que definirá uno de los primeros logros del niño.

A lo largo de nuestras vidas, hemos atravesado por diferentes etapas, algunas de ellas han sido exitosas, otras quizá nos han enfrentado con el fracaso. Pero es necesario tomar en cuenta si en alguna de estas situaciones tuvimos un soporte o tutor que nos diera la mano para salir de ese ciclo de frustración, o alguien que nos ayudara a sortear los obstáculos. Durante estos días, tendrás que convertirte en un lector preciso de las diferentes sensaciones que experimenta el niño cuando tiene la necesidad de ir al baño.

Esto involucra tantos mensajes confusos, inclusive para el niño, que es necesario que se interpreten de manera correcta para que no despierte las alarmas innecesariamente, y esto, mejora notablemente la comunicación existente entre el niño y su padre. Para que todo fluya de manera adecuada, tendremos que renunciar durante este periodo a cualquier compromiso que pueda interponerse, una vez que inicie el proceso, no deberemos interrumpirlo. Si paramos en el entrenamiento, eventualmente tendremos que volver a empezar paso por paso.

Cuando se trata de aprender a ir al baño, no es un trabajo único de una sola persona, sino de todos aquellos involucrados en la vida del niño. Si has decidido poner en práctica los consejos que te daremos a continuación a lo largo del desarrollo de este libro, entonces tanto la pareja, familiares, cuidadores, o maestros, también deberán estar dispuestos a emplear las mismas prácticas y rutinas para que el proceso de aprendizaje no se vea interrumpido.

No se debe sentir vergüenza al pedir ayuda o soporte en esta etapa, ya que, no se trata de nosotros, se trata del niño, de que su aprendizaje sea eficiente y la transición no sea dura para él. Tendrá que ajustarse a horarios, rutinas, algo que resulta nuevo, y por ende requiere de apoyo y comprensión, pero, sobre todo, confianza.

Cómo acondicionar todo para tus hijos

Ya hemos conversado un poco acerca de cuál es la mentalidad que debes asumir para enfrentarte a esta nueva etapa, pero ahora, es el turno de hacer que todo esté en el lugar correcto, y funcione de la manera adecuada para que el proceso sea mucho más fácil de absorber por tu hijo.

Llegará el momento de familiarizarse con las herramientas como el orinal, tendremos que desarrollar un método efectivo para que se desvista de la manera adecuada, y posteriormente, nos encargaremos del aseo. Vamos a introducir en la dinámica, las palabras, frases y comentarios adecuados al entorno que sean fáciles de absorber por el niño.

Si resulta un poco más sencillo, puedes dedicar una libreta de anotaciones para recopilar algunas de estas ideas que lleguen a tu cabeza, partiendo de algunos ejemplos que te compartiremos a continuación. Cuando iniciamos en la escuela, probablemente recordaremos esa sensación en nuestro estómago; la ansiedad de no saber lo que se avecinaba, la incertidumbre de un cambio de tapa, y es precisamente esto lo que experimenta un niño al momento de enfrentarse a la acción de ir al baño.

Es una reacción natural al cambio, así que, para poder disparar sus niveles de confianza y hacerlo sentir mucho más satisfecho ante la nueva transición, tendremos que generar una mayor conexión con él. Aunque no lo creas, el entrenamiento para ir al baño también requiere de dedicar tiempo de calidad al juego, a compartir y establecer lazos de comunicación fuertes, ya que, esto disminuirá progresivamente los niveles de estrés.

Cuando nos encontramos en la oficina y repentinamente nos asignan una nueva tarea para la cual posiblemente no estamos preparados, surgen esos niveles de estrés automáticos que cambia nuestro humor, nos ponen tensos, cambian nuestra seguridad y atenta contra nuestra confianza. Así que debemos proyectar todas estas sensaciones como posibilidades en la mente y el cuerpo del niño, ya que, él no sabrá cómo manejarlas.

Esta transición requiere de tiempo y compromiso, así que, la ansiedad debe erradicarse trabajando en la cercanía y el contacto con el niño de forma previa y durante el proceso de entrenamiento. Es muy probable que tu agenda esté bastante ajustada, pero atender de forma absoluta sin estar pendientes del móvil o a cualquier otra actividad, únicamente dedicándole atención exclusiva al niño, hará que todo sea mucho más satisfactorio durante este nuevo camino.

Expertos en psicología aseguran que los problemas de comportamiento de un niño suelen estar vinculados a esa ausencia de distanciamiento por parte de sus padres. El no tener una figura de autoridad, el apoyo necesario durante sus primeros años y un modelo a seguir, puede afectar negativamente. Es por esto, que es recomendable que al menos de 10 a 20 minutos al día, los dediques únicamente a tu hijo, para generar conexiones afectivas y respetuosas que logren combatir con la ansiedad que pueda surgir cuando llegue el cambio que todos esperamos, y que puedas conseguir gracias a los consejos que te compartimos.

Los primeros pasos se basan en la idea de la imitación. Este es un procedimiento fácil de llevar a cabo, ya que, puedes llevar a tu hijo contigo e intentar que este se vincule con la actividad como algo interesante, divertido y que despierte su curiosidad. "Que ganas tengo de ir al baño, ya es hora", "Ya he bebido suficiente agua, es hora de ir al baño", "Es hora de que la pipí vaya al orinal, démonos prisa", estas son algunas de las frases que puedes utilizar para lograr una identificación de la acción con la necesidad.

También resulta muy satisfactorio y estimulante para el niño, realizar algunos comentarios acerca de cuál será su desempeño cuando a él le toque enfrentar esa situación. Quizá, en ese punto, aún sigue utilizando los pañales, pero al ver que puede tener esa independencia, y enfrentarse al inodoro u orinal, será mucho más simple de manejar en el futuro. Puedes realizar preguntas cómo: "¿Te imaginas cuando sea tu turno?" "¿Estás listo para hacerlo tú también?" Y así, podrás ir evaluando cuál es su reacción, y prepararte para establecer los parámetros y aspectos necesarios que vendrán eventualmente.

Refuerza con comentarios como: "Lo harás como un campeón", "Cuando sea tu turno será increíble". Esto, te ayudará a crear expectativas y motivación, siempre trata de realizar comentarios con palabras que ellos puedan identificar con algo positivo, como "maravilloso, increíble, fenomenal y estupendo", ya que, son términos que suelen utilizar en las caricaturas. Los niños no fácilmente pueden asociar este tipo de comunicación con un evento que demandará de su compromiso y dedicación.

El refuerzo visual, también es una herramienta que puedes utilizar cuando trabajas la preparación de tu hijo para ir al baño, ya que, una vez que ellos ven a donde debe ir la orina o la caca, esto genera un patrón que quieren repetir. Esto eventualmente llevará a presentar ante el niño su pequeño orinal, ya que, es allí donde él comenzará a dar sus primeros pasos. Es un error que algunos padres cometen, intentar dar saltos en las etapas, y motivar al pequeño a ir directamente al inodoro, esto suele generar cierta intimidación y bloquea el proceso de aprendizaje.

Este nuevo accesorio debe ser atractivo, colorido y que despierte su curiosidad, ya que, si lo observa como un juguete propio que le generará un beneficio, será mucho más sencillo familiarizarse con él. Lo adecuado es que este accesorio esté cerca de su lugar de juego, ya que, si lo requiere en algún momento, podrá alcanzarlo fácilmente. No tendrás que atravesar toda la casa para buscarlo, exponiéndote ante la posibilidad de que ocurra un accidente.

Pero para utilizar el orinal o bacinica de forma exitosa, tendrás que desarrollar una rutina adecuada para desvestirse y vestirse. Es evidente, que la ropa que utilizará en este periodo de aprendizaje, debe estar adaptada a la finalidad, es decir, no debe utilizar ropa sumamente complicada de quitar, ya que, este tiempo perdido, es crucial. Para este tiempo de entrenamiento, nos alejaremos de los pantalones con botones sumamente complicados de quitar, y nos preocupamos por enseñarlo a deshacerse de ellos en situaciones tranquilas, sin presión y alejadas de cualquier estrés, proyectando siempre confianza, comprensión, empatía y cariño.

Una buena técnica es dejar que el niño o niña se deshaga de sus pantalones, bajándolos y subiéndolos durante el proceso del cambio de pañal, ya que, esto le dará cierta autonomía y lo involucra con la situación. Algunos pediatras y expertos en psicología infantil, dan mucha importancia al hecho de que el orinal esté cerca del niño cuando se realiza esta acción, es decir, al cambiar los pañales y subir sus pantalones, debe tener visible en la bacinica, ya que, esto ayuda al niño a vincularse estrechamente con el entorno y le permite entender que todo tiene una relación y conexión.

Muchos de los padres, cometen el error de convertir los desechos en un "material radiactivo" del cual deben deshacerse lo antes posible. Esto no es recomendable, ya que, esta materia que ha sido expulsada por su hijo, simplemente es parte de un proceso fisiológico natural, por lo que, una vez que el niño haya depositado los desechos en el pañal, puede ser una buena estrategia pedirle que lo acompañe mientras se deshace de él. Puede tirarlo por el inodoro o simplemente envolverlo muy bien y deshacerse de él en la basura.

Es mucho más recomendable que se haga en el inodoro debido a que es allí donde realmente debe enfocarse para deshacerse de la caca y la orina. Es el momento perfecto para que se despida de sus desechos y logre comprender que el lugar ideal para hacerlo es precisamente este objeto.

Otro aspecto importante a tomar en cuenta, es la forma en que incorporas el juego en la enseñanza de ir al baño, ya que, una manera bastante simple de vincularlo con la actividad, es sumando algunas dinámicas con sus propios juguetes. De la misma manera en que juegan a la escuela, al doctor, o algunas simulaciones de esta naturaleza, también se puede utilizar a su muñeco preferido para simular una visita al baño.

Esto será mucho más gráfico y fácil de visualizar para él, ya que, aprenderá a desarrollar acciones al usar el orinal o el excusado. Esta es una estrategia muy recomendada por expertos, ya que, permite evaluar rápidamente cuál es la visión que tiene el niño de esa acción de ir al baño.

Probablemente, demuestre destellos de inseguridad, por lo que, será apropiado que el tutor, padre o maestro, durante esta etapa, refuerce cosas positivas como la seguridad y diversión de ir al baño. Es necesario destacar las virtudes del muñeco o peluche, ya que, si es valiente, maduro, decidido y seguro, probablemente el niño comenzará a sentirse mucho más tranquilo al visualizar como su juguete favorito puede lograr algo que él también puede conseguir con esfuerzo.

También es una manera bastante apropiada para enfrentar las situaciones de accidentes. Recuerden siempre que no en todas las ocasiones se logra el objetivo, y cuando esto ocurre, es necesario reforzar con comentarios positivos que no necesariamente deben ser permisivos y fomentar la repetición del mismo. Lo que se busca, es la comprensión, y tratar de estimular para que en una próxima oportunidad se logre realmente el éxito.

Estos accidentes no deben ocurrir, y como adultos, debemos cuidar nuestra comunicación para evitar reforzar estos eventos. Nunca debemos usar palabras o frases como "está bien", "esto suele pasar", "no ha pasado nada", ya que, es necesario mantener una actitud mucho más proactiva, estimulando a que, aunque ha ocurrido, es necesario seguir esforzándose para que los accidentes no vuelvan a ocurrir.

Esta es una fase muy importante para nosotros como padres, ya que, diferenciar el tipo de comunicación que empleamos, puede generar cambios importantes en el resultado que buscamos. Recapitulando nuevamente parte de lo que ya hemos conversado en este capítulo, es necesario destacar lo siguiente, nunca utilicemos palabras despectivas o negativas relacionadas con los desechos.

Esto, simplemente despierta el rechazo, el repudio, y la aversión a estos fluidos, los cuales, tenemos que aceptar que emanan de nosotros como un proceso natural. Cuando utilizamos palabras como pañal apestoso o que olor tan desagradable, generamos ciertos bloqueos, incomodidad y vergüenza, lo que se traduce como una resistencia eventual del niño para ir al baño.

Debemos ser conscientes de que nosotros somos los generadores de estímulos, situaciones, miedos, y escenarios en la vida de nuestros niños, por lo que, esto es algo natural que todos los seres humanos hacemos. La intención es normalizar estas acciones, y romper con los esquemas que, durante muchas décadas, se han empleado sin tomar en cuenta las connotaciones negativas que puede tener algunas frases, comentarios o comportamientos.

El equipamiento ideal

Si hay algo que define a la mayoría de los niños, es que buscan la independencia, la autonomía y el control de muchas situaciones. Ellos quieren sentir el poder de ser adultos, asumir responsabilidades, y demostrar que son capaces al tratar de salir adelante en determinadas situaciones.

Es por esto, que resulta muy importante involucrarlos en el desarrollo de esta actividad, sobre todo, si se trata de elegir los suministros y accesorios que utilizaremos en el proceso de enseñarlo a ir al baño. No utilices elementos genéricos que no tengan ninguna conexión con tu hijo, si conoces su personalidad, reconoces sus gustos, y pretendes estimularlo de la manera adecuada, entonces es hora de conectar y avanzar en esta etapa sin obstáculos.

La manera más eficaz de ganarnos la confianza de nuestros hijos es a través de la comunicación. Si quieres darle un poco de participación, permítele tomar decisiones que involucren las visitas al baño, lo recomendable, es que se inicie con este proceso algunos días antes, no hacerlo de manera abrupta, realizando una preparación mental para que esté listo cuando llegue el momento de ir al baño.

Con hacer comentarios, mostrarle algunos de estos objetos, o explicarles cómo funciona cada uno de ellos de manera didáctica será suficiente, ya que, cuando llegue el momento de utilizarlos, no será necesario dedicar tanto tiempo a que este Internalice la información. Es en este punto donde realmente tenemos que decidir cuál es la opción más adecuada, si una silla de entrenamiento para el inodoro, o un orinal pequeño que se adapte a su anatomía.

Esto no puede quedar en nuestras manos, nuestro criterio, por decirlo de alguna u otra manera, está excluido de esta decisión, ya que, tendremos que probar ambas alternativas para determinar cuál es el que más se ajusta a las necesidades de nuestro hijo. Cuando elegimos el orinal, existe una probabilidad mucho más alta de que el niño se vincule con él, ya que, existen muchos modelos existentes en el mercado con personajes alusivos a sus caricaturas favoritas, colores llamativos, que pueden resultar muy variados en el mercado.

Inclusive podemos encontrar algunas versiones con sonidos y canciones que pueden hacer la experiencia mucho más amena. La verdad es que no hay ningún tipo de intimidación por parte del orinal, por lo que, se puede adecuar perfectamente a la personalidad de la mayoría de los pequeños del hogar. Adicionalmente, debemos tomar en cuenta la facilidad que proveen al momento de trasladarlas, ante lo que, será muy fácil de manipular.

Otra de las ventajas que ofrecen los orinales, es que no dejan los pies del niño en el aire, y esto, les da mucha mayor confianza y estabilidad. Por otra parte, la silla de entrenamiento es mucho más simple de limpiar, aunque puede resultar un poco intimidante enfrentarse al inodoro en la primera etapa.

Recordemos que la ubicación del orinal es fundamental, siempre debe estar accesible al niño, donde pueda llegar a ella con facilidad, donde lo vea con frecuencia. En ocasiones, puedes colocar uno en diferentes puntos de la casa, ya que, esto significará su llegada a tiempo. Otro de los aspectos positivos que ofrecen los asientos de entrenamiento, es que ya el niño estará familiarizado con este ahora en caso de que tenga necesidad de ir al baño cuando se encuentra de paseo o en la escuela.

Si está acostumbrado únicamente a la bacinica u orinal, probablemente sentirá intimidación al enfrentarse a un inodoro público. La desventaja es que no pueden ser utilizados en lugares públicos como parques, para esta finalidad funciona mejor la bacinica, por lo que, requiere cierto aspecto, cuando nos encontramos en el entrenamiento para ir al baño, resultan una desventaja.

Es necesario tomar en cuenta ciertos aspectos cuando incorporamos el asiento de entrenamiento en el procedimiento, ya que, para simplificar la comodidad del niño, debemos colocar un pequeño taburete para que pueda apoyarse, esto, para que se sientan estables, seguros y cómodos, haciendo que la expulsión de los desechos sea muchísimo más efectiva.

Partamos de la idea de que existen diferentes etapas que los profesionales del mundo de la pediatría ya han logrado determinar. Particularmente, los pequeños menores a 30 meses, prefieren un orinal, ya que, se sienten más identificados, seguros y confortables, mientras que, debido a la demanda de autonomía, independencia y responsabilidades, los niños mayores de 30 meses prefieren un asiento de entrenamiento.

Como ya hemos mencionado anteriormente, no todos los niños son iguales, es un grave error generalizar y tratarlos a todos como si se tratara de una fórmula, ante lo que, es preferible poner a prueba cualquier método o implemento a utilizar. Sabrás leer cuáles son las sensaciones del niño ante cualquiera de estas dos alternativas.

Otro aspecto importante a tomar en cuenta es la ropa interior. Recordemos que estamos tratando de deshacernos del pañal, por lo que, ocurrirán accidentes eventualmente, y para esto, necesitaremos una gran cantidad de ropa interior adicional durante los primeros días. Una buena alternativa para integrar al niño en una nueva elección, es permitirle que seleccione su propia ropa interior, estás, pueden incorporar sus personajes favoritos, sus colores ideales, y esto los identificará mucho más para cuidarlos y evitar mancharlos. Junto con la ropa interior, debemos comprar algunos pantalones mucho más sencillos de utilizar.

Si hasta el momento, cuentas con pantalones con botones difíciles de liberar, deberás incluir en el presupuesto la posibilidad de acceder a algunos monos mucho más sencillos. Las cremalleras, botones, cordones y seguros realmente hacen el trabajo mucho más difícil, y lo que buscas es la simplicidad, la rapidez y la comodidad.

Como adultos, conocemos las diferentes alternativas existentes en el mercado, así que, debemos proyectar esa seguridad de nuestros hijos proporcionándoles acceso a pantalones con cintura elástica, aquellos que le darán la sensación de que maneja la situación con mucha más tranquilidad y calma.

Eventualmente, cuando comiencen a utilizar el orinal o el asiento de entrenamiento, habrá que proporcionarles alguna retribución que estimule y refuerce sus nuevas habilidades adquiridas. No es correcto que proporciones tantas golosinas, ya que, la alimentación del niño debe estar enfocada en la nutrición. Pero esto no quita de la ecuación que eventualmente puedas garantizarle acceso a una pequeña cantidad de golosinas que los ayuden a sentirse gratificados, valorados y satisfechos debido al nuevo comportamiento.

Siempre integra comentarios positivos, y elogios que lo hagan sentir siempre motivado. Entre otros elementos indispensables para cubrir las necesidades durante este periodo de aprendizaje, deberán encontrarse las toallas desechables. Evita que estas contengan alcohol, ya que, pueden generar irritación. Este papel desechable hipoalergénico, generan poca fricción, mantienen la higiene, y son realmente suaves.

Adicionalmente, incorpora en tu presupuesto elementos como el desinfectante líquido y en aerosol para limpiar las zonas de la casa tras los accidentes, el aroma agradable y fresco siempre será un elemento positivo dentro de esta situación. Los hará sentir relajados y cómodos. Si vas a incorporar un taburete en la dinámica, intenta que este sea estable y sólido, no querrás acumular accidentes adicionales ante la falla de este objeto.

Capítulo 2:
Establece los parámetros para el niño o niña

Para que algo funcione, debe estar basado en parámetros, normas y reglas, esto, debe hacerse con suficiente tiempo para que sea internalizado tanto por usted como por su hijo. Entendamos que se trata de una etapa nueva en la cual, deben cumplirse gradualmente ciertos pasos para que cada uno cumpla su labor de manera adecuada y sin errores. Quizá uno de los elementos más importantes el cual suele ser subestimado por la mayoría de los padres, es el lenguaje.

Cuando llega el momento de referirnos a ir al baño, generalmente, surge una jerga que varía constantemente, evitando que el niño se vincule con esa situación de forma clara. Estamos conscientes de que en esta situación quién lleva el liderazgo es usted. Pero, aunque el niño tiene que ajustarse a ciertos esquemas planteados a través de recomendaciones que proporcionaremos a lo largo de este libro, también será necesario entender que deberás asumir que hay reglas que se aplican a los adultos también.

Anteriormente hemos comentado cuál es el nivel de importancia que tiene la comunicación en un evento tan importante para su hijo, como este. Algunos suelen dar por llamar a los desechos de la forma clínica, es decir, la orina o heces. Pero aquellos que optan por decir pipí o caca, tampoco están en lo incorrecto, así que, todo dependerá de la decisión del tutor, quien deberá ajustarse a ese esquema de manera constante sin variarlo periódicamente.

Hay un elemento bastante delicado en todo este proceso, y es el hecho de que hay algunas palabras utilizadas para referirse a este acto, que pueden resultar ofensivas, o tener una connotación inadecuada que puede distorsionar la forma en que el niño se relaciona con las visitas al baño. Se requiere de concentración y compromiso, ya que, buscamos que el niño aprenda todo lo bueno de esta situación, así que, no usaremos palabras despectivas, ofensivas o que proyecten cierta hostilidad en el proceso.

Los psicólogos recomiendan utilizar palabras que sean sencillas de recordar para el niño, adicionalmente, la pronunciación debe ser simple, ya que, en caso de ser de una edad temprana, será fácil para ellos pronunciar cuando sea el momento adecuado. Es por esto que la palabra pipí o caca, suelen ser muy adecuadas para este contexto, ya que, pueden comunicarse con sus padres de manera rápida, lo que permite accionar los procedimientos adecuados para que todo salga de manera correcta.

Existen otros términos como "número uno" o "número dos", los cuales, se refieren respectivamente a la orina y a la caca, ya todo esto dependerá del esquema que quieras asumir y la comunicación que deba tenerse. Pero de nuevo hacemos énfasis en el hecho de que no debes cambiar el tipo de comunicación durante todo este periodo, ya que, estarás interrumpiendo el proceso, enviando mensajes confusos, con los cuales aún no se ha familiarizado.

Otro punto destacado que vale la pena mencionar, es el hecho de referirse a los genitales de una forma en concreto. Estos términos anatómicos suelen generar cierta intimidación a los padres al momento de nombrarlos. Es absolutamente normal comentarles a los niños que tienen pene y a las niñas que tienen vagina, explicar el procedimiento por donde sale la pipí y el lugar por donde será expulsada la caca.

Cuando se le explica esto, el niño tiene la posibilidad de entender con mucho detalle, la manera en que expulsa sus desechos, y aprenderá a limpiarse de manera correcta. Lo más adecuado, es que todos los que tienen acceso al niño, usen el mismo lenguaje para evitar la confusión. Si el niño se siente tranquilo y confiado al usar estos términos, entonces todo está bien.

Cuando llega el momento de dar una instrucción, también debemos cuidar la comunicación, ya que, frases como: "Es momento de visitar el baño", "¿Crees que sea el momento de ir al baño?", "¿Sería un buen momento para que vayamos al baño, te parece?" Harán que todo surja de manera mucho más sencilla, natural y fácil para los padres.

Lo correcto, es no iniciar una contienda, luchas de poder, o confrontaciones innecesarias. Una opción inteligente, es proporcionarle dos opciones que se dirijan hacia la misma finalidad, es decir, podrías preguntarle, "¿Te gustaría ir al baño ahora o en unos minutos?" Esto le dará la opción de tomar una decisión, involucrándolo en la situación, y al final de todo, estaremos llevándolo hacia la finalidad que buscamos, la visita al baño.

Cuando le damos la oportunidad al niño de elegir, este se siente empoderado, integrado e importante, ante lo que, es necesario ofrecerle el reforzamiento de sus actitudes cuando reacciona de manera positiva. Cada oportunidad de visitar el baño es una alternativa de probar cosas nuevas, sobre todo en la etapa en la que pretendemos que deje el orinal para utilizar el inodoro. Cuando se le da a elegir si quiere utilizar el orinal pequeño o el grande, este se puede sentir en medio de un reto, ante lo que, posiblemente te dará la sorpresa de elegir el orinal grande o el inodoro.

El establecimiento de los parámetros es sumamente importante, y te sorprendería cuan útil pueden ser algunos elementos psicológicos incorporados en esta dinámica. Tanto las transiciones como las rutinas pueden ser de gran ayuda cuando el niño se involucra profundamente con estas prácticas. Es decir, cuando llega el momento de ver su caricatura favorita, puedes comentarles: "llegó la hora de las caricaturas, pero antes puedes ir al baño".

Esto le dará un sentido claro de que va a ser algo que disfruta, pero primero debe cumplir con su tarea de visitar el orinal. Otro ejemplo bastante útil puede ser comentar algunos de los planes que se tienen durante el día, e incorporar en medio de estas pautas, la ida al baño. Un ejemplo puede ser: "esta tarde iremos al cine, luego pasaremos por helado", "volveremos a casa en la noche, por lo que será necesario ir al baño antes de salir".

Cuando decidimos por ellos, entramos en una dinámica delicada, ya que, la constante presión también puede resultar contraproducente. Es normal que nos preocupemos cuando ha pasado cierto tiempo y el niño no va al baño por cuenta propia o da señales de querer ir. Pero es necesario que se genere una buena comunicación entre padre e hijo para poder determinar cuáles son las señales que envías cuando tiene la necesidad de visitar el baño.

No se trata de magia, tampoco estaremos constantemente observándolos como si se tratara de adivinanzas o un juego de mímica, se trata de simples conversaciones sencillas que permitirán al niño abrirse plenamente y comentar acerca de lo que siente cuando llega el momento de ir al baño. Esas sensaciones corporales suelen ser características, las identifican con rapidez, así que, entenderemos con claridad que es el momento de preparar todo para una visita exitosa al baño.

Ellos saben poco, y en ocasiones, sienten duda, inseguridad, y no están listos en toda ocasión para ir al baño, ante lo que, será necesario nuestro apoyo para garantizarles una claridad absoluta en medio de estas situaciones que resultan nuevas de manejar para ellos. Lo correcto es comentarles acerca de cuál es la condición correcta e ideal para ir al baño, como se siente, y que debe hacer para controlarlo.

Fomentar la responsabilidad es vital, el hecho de mantener su ropa limpia será una tarea que deberán mantener a lo largo de este periodo, lo que lo hará sentir orgulloso muy exitoso si finalmente logra controlar el esfínter y manejar el hecho de llegar al baño a tiempo. Puede que en un principio sea un poco frustrante, habrá algunos accidentes, pero no debe sentir vergüenza por esto. Los pequeños deben sentirse estimulados a mejorar, jamás refuerces las conductas negativas, pero tampoco lo hagas sentir como que el mundo está por acabarse simplemente porque las cosas no han salido bien en un par de oportunidades.

En este punto, comenzamos a entrar en lo que no deberías hacer, y sobra decir que los castigos, las críticas y los juicios dentro de los accidentes, son completamente innecesarios. Esto dará únicamente como consecuencia, el bloqueo, la frustración y la ansiedad, ante lo que, comenzará a desarrollar miedos que probablemente perjudiquen su salud, ya que, comenzará a contenerse, ocultar sus necesidades, y como resultado el problema será peor.

Lo ideal será incorporar frases comunicativas que inspiran confianza, pedirle al niño que avise a tiempo antes de ir al baño. Será algo en lo que debas confiar, esto lo hará mucho más consciente de cuáles son las verdaderas señales y sensaciones, quizá falsas alarmas en un principio, pero poco a poco la precisión comenzará a hacerse mucho más evidente. Fomentar este tipo de comunicación resulta maravilloso, sobre todo, en lugares públicos, ya que, en ocasiones nos distraemos y no prestamos atención a todas esas señales que en casa son fáciles de detectar. Tenemos que estimular los mensajes que el niño puede enviar a su padre o cuidador.

Habrá ocasiones en las que nuestros hijos irán al orinal, pero no habrá un resultado, aquí, es fundamental que valoremos el intento que ha hecho por hacer sus necesidades, esto, no tiene que ser un sinónimo de fracaso o desilusión, por el contrario, estamos viendo su compromiso al intentar hacer las cosas de manera correcta. Nosotros mismos como adultos, hemos tenido falsas alarmas, y esto no tiene por qué significar que el mundo está por acabarse.

Cuando esto ocurre, lo único que debemos hacer es plantearnos un nuevo escenario donde un segundo intento probablemente se llevará a cabo muy pronto. Establece parámetros futuros, como intentarlo nuevamente en un par de horas, o quizá dejar que esos mensajes exteriores se manifiesten y nos indiquen cuándo será el momento adecuado.

En la primera parte de este libro, te comentamos acerca de la necesidad de enfocarte y desligarte de los elementos externos que puedan detonar tu estrés o preocupación. Es la comprensión, el cariño y la empatía que deben estar presentes en este proceso, así que, no envíes mensajes negativos de ansiedad, premura, o frustración, no castigues o critiques al niño cuando las cosas no salgan como esperas, ya que, evidentemente estarás saboteando el proceso. Es necesario tomar en cuenta el hecho de que frases como: "qué mal huele", "qué sucio está esto", "esto es un desastre terrible", "qué asco", no aportan absolutamente nada positivo al niño.

De hecho, solo despiertan la vergüenza y la duda, desarrollando una personalidad insegura, frágil, y temerosa. La mayoría de los niños, quieren hacer sentir orgullosos a sus padres en todo momento, tienen una necesidad de control innata que constantemente se hace presente, por lo que, cuando los defrauden por algo tan sencillo como esto y nuestra reacción es de rechazo, podemos estar seguros de que estaremos atentando contra su salud mental de una manera bastante nociva.

Este no es un libro de psicología infantil, pero muchos de los procedimientos y consejos que te brindamos a lo largo de estas páginas, están basados en investigaciones realizadas por psicólogos infantiles o pediatras, así que, vale la pena comentar, que en los primeros años de vida la manera en que nos comunicamos con los pequeños es fundamental. Esto definirá la manera en que ellos se comportan en el futuro, podemos estimular su autonomía o en caso contrario fomentar dudas que pueden bloquear su crecimiento personal y dañar seriamente su autoestima.

Cuando nos preparamos para ir al baño con nuestros hijos, no debemos involucrar en la fórmula la ansiedad, mucho menos las confrontaciones, ya que, esto reducirá las probabilidades de que terminemos en un escenario exitoso. Si tu deseo es asumir este periodo de entrenamiento de la manera más positiva y con la mejor actitud, es necesario mentalizarse que esto será algo informativo, que cambiará gradualmente hacia la mejora, y no se trata simplemente de algo que tiene que pasar y ya.

Al basarnos en una mentalidad abierta, flexible, comprensiva y amorosa, estaremos involucrando la paciencia, la comprensión y el apoyo, con recursos muy útiles, valiosos y necesarios que harán que el transcurso por este camino sea mucho más llevadero. No podemos negar el hecho de que este entrenamiento puede disparar algunas emociones bastante intensas, somos seres humanos estamos propensos siempre a equivocarnos, a caer en la ansiedad y la frustración.

Debemos controlar todos estos sentimientos, por lo que, respirar profundamente, enfocarnos en el éxito del niño y convertirnos en un buen educador, lo que será sinónimo de buenos resultados en el futuro.

Para finalizar este capítulo, es necesario hacer una revisión de cuáles son las recomendaciones que los expertos suelen ofrecer a los nuevos padres. Lo ideal será establecer una rutina para que la visita al baño sea constante. Esto debe formar parte del día a día, hacerlo parte de la rutina, algo habitual, a lo que ellos deben acostumbrarse progresivamente.

Tenemos que alejarnos de la idea de los recordatorios molestos, ya que, esto nos alejará de las luchas de poder. Ser repetitivos una y otra vez en función a las visitas al baño, puede hacer que el niño se bloquee, y terminan desarrollando la versión para este acto tan básico y simple.

Los niños suelen ser bastante gráficos, les encantan los dibujos y los colores, así que, puedes crear una tabla de entrenamiento que ubiques en un lugar donde este suela pasar bastante tiempo en casa, donde tenga acceso a estas imágenes. Se resaltan los momentos del día donde habitualmente se suele ir al baño, lo puedes vincular con la posición del sol, el reloj, o eventos que él suele practicar en determinados momentos del día.

Si quieres poner en práctica estos consejos, puedes incorporar las primeras horas de la mañana, las previas a la comida, antes de ver las caricaturas en las tardes, antes de salir de casa, cuando llegan al centro comercial, o a la escuela, o antes de tomar la siesta. También aplica en momentos como antes de tomar un baño o antes de ir a dormir, son eventos importantes y rutinarios durante el desarrollo del día del pequeño, con los cuales se puede familiarizar fácilmente.

Recuerde que la alimentación sana, nutritiva y con alimentos con alto contenido de agua, serán fundamentales para estimularlo a ir al baño. Adicionalmente, recuerde que la ropa debe ser sencilla de quitar, debe usar pantalones con elástico, o faldas, y evite las cremalleras o botones difíciles de liberar.

Capítulo 3:
El momento correcto para encargarse del "asunto".

U na de las preguntas más habituales que suelen hacerse la mayoría de los padres, es ¿cuándo es el momento correcto para iniciar con el entrenamiento? Mientras algunos temen iniciar demasiado pronto ante el miedo de presionar a sus hijos, otros suelen dar demasiadas largas a este entrenamiento, y terminan enfrentándose con situaciones realmente desastrosas que son difíciles de revertir.

Estos terminan llevándolos con un profesional, algo que no resulta demasiado atractivo para muchos niños. Es por esto que a través de los consejos que te proporcionamos a lo largo de este libro lograremos reducir la probabilidad de que termines llevando a tu hijo con un psicólogo para corregir lo que por simple ignorancia o desconocimiento pudiste haber evitado al aplicar ciertos trucos y recomendaciones que encontrarás en este capítulo.

Iniciamos por el hecho de que el entrenamiento para el baño es recomendable iniciarlo entre los 20 y 30 meses. Puede que este sea un dato poco preciso, ya que, algunos expertos podrían recomendarte hacerlo antes o después, esto dependerá en gran medida de las actitudes y habilidades del niño, el estado de su desarrollo, y la madurez que haya alcanzado para poder asumir este reto.

Es necesario tomar en cuenta que mientras más pronto quieras iniciar, estarás enfrentándote a un reto mucho más desafiante. La mayoría de los niños de 20 meses de edad o menores, probablemente no tengan la capacidad de conectar con algunas rutinas, instrucciones o parámetros de los que ya hemos hablado anteriormente.

Esto significa que tendremos que estar mucho más atentos ante su lenguaje y comunicación, atento a las señales que están enviando de forma involuntaria, ya que, ellos no estarán habilitados para actuar por cuenta propia. Esta es una de las ventajas de trabajar con niños mayores de 30 meses, ya que, ya en este punto han alcanzado una madurez óptima como para poder comunicarnos con ellos de una manera más efectiva.

Debemos mencionar que no todo es color de rosa al trabajar con niños mayores, ya que, han desarrollado habilidades de manipulación que pueden ser utilizadas para controlar a los padres. Esto aumenta las probabilidades de que surjan confrontaciones inesperadas. Ellos ya han conocido más sobre el mundo, cuáles son las situaciones que nos benefician, cómo pueden manejar ciertas condiciones para que los padres terminen obedeciendo sus deseos. Esto, puede generar un poco de obstáculos en el proceso de aprendizaje.

Después de los tres años de edad, los pequeños de la casa se convierten en pequeños dictadores que buscan ejercer su voluntad constantemente, es por esto, que la actitud proactiva con los padres, debe estar siempre atenta para realizar los correctivos y mejorar la comunicación de una manera sana, empática y amorosa.

Entonces, después de comentarte cuáles son algunas de las ventajas y desventajas de ambos extremos, lo más inteligente sería atacar en un periodo intermedio de este rango. Los expertos comentan que de 24 a 26 meses puede ser un tiempo adecuado para comenzar a desarrollar el entrenamiento para ir al baño.

En este punto, los niños tienen una capacidad muy desarrollada para intentar hacer sentir a sus padres satisfechos, tienen una idea clara del entorno en el cual se desarrollan, encontrándose todavía en una etapa en la que pueden ser manejados con facilidad. Quienes tienen hijos pequeños, o quizá aquellos que recuerdan la etapa de sus pequeños en aquel momento, sabrán que en este tiempo los niños están ansiosos por asumir responsabilidades; mientras más instrucciones se les ofrecen, mientras más se les integra en tareas del hogar, más importantes se sienten.

Ellos quieren colaborar, formar parte de su entorno, integrarse, hacer tareas que los adultos suelen desarrollar, y esto, es una ventaja que podemos utilizar si queremos que aprendan a ir al baño de manera exitosa, ya que, esta es una responsabilidad que podemos asignarles para que estos la asuman con el mayor compromiso posible.

Nos gustaría hacer énfasis nuevamente en el hecho de que cada niño es distinto, y aunque hay muchos casos en que las coincidencias son recurrentes, será necesario que aprendas a leer las señales de forma mucho más precisa. Si aún no te queda claro por qué este es el tiempo más adecuado para ocuparte del asunto, entonces vamos a profundizar en algunos aspectos psicológicos del niño que pueden ayudarte. Esto te provee de un panorama mucho más amplio, por lo que, debes prepararte para este entrenamiento si te encuentras en este rango de 20 a 30 meses de edad.

Uno de los factores más importantes es el nivel de aprendizaje que tiene el pequeño en este periodo, si hacemos una pausa en este contexto y nos trasladamos al hecho de que los niños aprenden un segundo idioma de forma más rápida en este periodo, podemos dar fe de que lo que estamos diciendo es cierto. La velocidad con la que acuerden los conocimientos en este periodo, es vertiginosa, por lo que, podemos aprovechar esta "apertura mental", por llamarlo de alguna manera, y ver cómo puede aprender a ir al baño por sus propios medios con la ayuda de sus padres.

Es un grave error subestimar al niño simplemente por su escasa edad, ellos tienen habilidades que pueden ser impresionantes, pueden ofrecer una evolución muy gratificante si se les estimulan los puntos adecuados. Es muy gratificante para la mayoría de los padres, ver como sus hijos logran la independencia para ir al baño, esto, refuerza los mensajes que constantemente escuchamos vinculados a su inteligencia y capacidades.

Un niño que puede diferenciar todos los colores, inclusive pronunciar el abecedario completo o realizar algunas acciones en casa mientras tiene un pañal repleto de sus propias cacas, no es precisamente el mensaje más lógico y coherente que podemos recibir. Es por esto que, en medio de esta situación, una de las principales prioridades es enfocarnos en garantizarles acceso al manejo de ciertas situaciones que son vitales y fundamentales, que te puede generar un impacto psicológico si no los atienden a tiempo.

Más adelante, conversaremos un poco sobre los accidentes, el caos, y lo frustrante que puede ser un niño que alcanza una edad avanzada y aún ensucia su ropa interior. Sólo imagina cuán grave puede ser el impacto emocional y de autoestima, al enfrentarse a estas situaciones en la escuela, o en lugares públicos, simplemente por el hecho de que no has atendido a tiempo este entrenamiento.

Limitarse ante la poca disposición de enfrentarse a luchas de poder o confrontaciones, no es la respuesta indicada, mientras más te alejes de estas luchas, probablemente avanzarás con mayor velocidad hacia el éxito. Las estadísticas no mienten, y la mayoría de los estudios aseguran que la mayoría de los niños que no alcanzan un entrenamiento efectivo a los cuatro años de edad, terminarán experimentando accidentes, mojando la cama en una edad avanzada, algo que será difícil de manejar, y probablemente tendrás que recurrir a un profesional.

Existen algunas situaciones en las cuales resulta mucho más valioso actuar a tiempo y evitar tener que encontrar una cura, así que, si inicias este entrenamiento en la edad adecuada, estarás ahorrando dolores de cabeza y eventualmente surgirán inconvenientes. Si no somos capaces de comunicarnos con nuestros hijos desde los primeros años de edad, esto puede generar efectos colaterales en diferentes aspectos de nuestra relación con ellos.

Desde el aspecto psicológico, el niño entra en un periodo de independencia e individualización, y después de los 30 meses comienza a entender que ya puede realizar algunas acciones sin depender de sus padres, así que, cada vez es mucho más difícil mientras el tiempo sigue avanzando y aún no tienen un entrenamiento de baño adecuado. Las luchas de poder serán mucho más intensas, y posiblemente habrá muchas derrotas, pues si no consigue el resultado final exitoso, tendrá que leerse como una derrota para el adulto.

Toma en cuenta algunos elementos como si el pequeño suele buscar privacidad para hacer sus necesidades, ya que, con esto podemos leer un indicativo claro de que busca un lugar apartado donde realizar sus evacuaciones intestinales, algo que muestra su vergüenza y podemos iniciar el entrenamiento de manera adecuada. Antes de juzgar, criticar o hacer sentir vergüenza aún hijo simplemente porque las cosas no están saliendo bien en función a sus necesidades fisiológicas, podemos visualizar si realmente las cosas están funcionando de manera correcta.

Aquí podemos contemplar si ellos tienen la capacidad de comunicarse con nosotros, pidiendo cosas básicas como agua o alimento. Si en este periodo, ya puede cantar canciones, puede hablar y comunicarse acerca de algunas ideas, entonces sus capacidades están lo suficientemente desarrolladas como para asumir la responsabilidad de hacer caca o pipí en el orinal, así que, no lo subestimes.

Utiliza la vergüenza a tu favor, esta es una de las señales claras y nos permite ver si el niño realmente experimenta sensaciones normales. Debes actuar rápidamente, ya que, si no corriges estas acciones, probablemente, este tipo de eventos se repetirán hasta una edad avanzada.

Capítulo 4:
Lo que debes creer y lo que no sobre ir al baño en la etapa inicial

N o creerías el daño que suelen hacer los falsos comentarios y mitos que surgen en torno a las visitas al baño. Estamos conscientes de que nuestras abuelas y madres probablemente desarrollaron algún método que funcionó en su momento, pero que quizá, no parten desde las bases realmente eficientes que pueden garantizar el éxito en el menor tiempo posible.

Basta con revisar algunos mitos y creencias que están arraigadas en la sociedad, como para tener una idea clara de cuáles son los miedos y equivocaciones que suelen cometer los padres al momento de enseñar a sus hijos al aprender a ir al baño. En este punto, ya tienes una idea lo suficientemente sólida como para desmentir algunos de los principales rumores que suelen girar en torno a esto, pues recibirás consejos de amigos, familiares, o probablemente lo has leído en algún sitio web.

Han sido tantos los rumores que se construyen con el paso del tiempo, que prácticamente se convierten en una constante en muchas familias, ya que, se comparten en diferentes espacios donde el común suele afirmar tener la razón, por lo que, desde el subconsciente terminamos adoptando ciertas conductas y costumbres que ni siquiera entendemos. En espacios como guarderías, o parques infantiles, siempre surgen los "eruditos de la paternidad", los cuales, pueden haber empleado alguna técnica que funciona, pero que evitan muchos de los valores, métodos, y recursos psicológicos que tratamos de implementar para que todo avance hacia el éxito sin traumas, complejos o efectos colaterales.

Desde una perspectiva bastante objetiva, tenemos que analizar realmente el desarrollo de alguno de los mitos más populares, atacarlos desde la lógica y tratar de desmontarlos, ya que, en la repetición, se puede proveer algo de fortaleza a estas teorías falsas y frágiles que terminan perjudicando a muchas familias. Estamos propensos constantemente de escuchar afirmaciones como que los niños son mucho más reacios al entrenamiento que las niñas, o que vale la pena más dedicarse a entrenar el pipí para luego dedicarnos a entrenar a niños a hacer caca.

Lo cierto es que, partiendo de la experiencia, algunas personas suelen asumir que este es el método a aplicar en todas las circunstancias, algo que no puede estar más alejado de la realidad si partimos del hecho de que cada niño es independiente. Aunque todos están vinculados a experiencias similares, y se desarrollan en etapas parecidas, cada uno debe asumirse como un caso individual.

Es una afirmación totalmente falsa asegurar que hay señales específicas acerca de su total disposición a ir al baño. Se supone que están en una etapa de aprendizaje, donde deberán experimentar el cambio para poder adecuarse a esta nueva etapa. Asegurar que hay unas señales específicas que nos darán una idea de cómo actuar, es tan simple como esperar señales que nos dicen que tienen los dientes sucios.

Todo parte de la inclusión en la dinámica, participar en el evento, involucrarse en el hábito. De nuevo, debemos afirmar que para algunos funcionan algunos métodos, pero no pueden aplicarse de forma generalizada, ya que, aunque algunos niños pueden mostrar interés para aprender a ir al baño, otros simplemente no lo hacen jamás.

Si tenemos un niño de 20 meses en casa, el cual, apenas y puede valerse por sí mismo, no podemos esperar a que este envíe señales totalmente claras acerca de que tiene que ir a hacer pipí o caca. Algunas señales comenzaron a interpretarse sólo a través de la comunicación cercana entre un padre y un hijo.

Aunque esta afirmación no está tan alejada de la realidad, muchas personas suelen malinterpretarlo, ya que, sí existen algunos indicios de que quizás tenga necesidad de ir al baño, esto es algo instintivo, pero la única manera de que lo vincule con ir al baño es a través del hecho. Es decir, si se mueve de manera nerviosa sujetando su entrepierna, haciendo una especie de baile nervioso, sabremos que lo vincula con ir al baño sólo después de haberlo hecho.

No caigamos en la falsa creencia de que debemos esperar las señales para actuar, ya que, esto puede traducirse como verdaderos dolores de cabeza si se deja pasar demasiado tiempo. Por otra parte, comentamos acerca de la dificultad que puede generar el sexo. Los niños no son más difíciles de entrenar que las niñas, suele ser una afirmación recurrente por parte de personas que simplemente hablan desde la inconsistente idea que afirma que las niñas pueden madurar de forma más temprana.

Pero esto es algo que no puede evidenciarse durante los primeros 20 meses de vida, así que, evite compartir este tipo de consejos, ya que, las necesidades básicas de ambos sexos a la misma edad de 20 o 30 meses de edad, son exactamente las mismas. Finalmente, nos referimos a otro de los mitos habituales como que algunas de las necesidades son más fáciles de entrenar que otras.

Es necesario que el niño entienda tanto la pipí como la caca, como funciones corporales que deben expulsarse de la misma manera, en el mismo lugar, bajo los mismos esquemas, con protocolos de limpieza y atención diferentes, pero que deben ser entrenados de manera similar. Más adelante, comentaremos en detalle cuál es la forma de atacar ambos escenarios, ya que, en realidad si pueden existir algunos inconvenientes cuando se trata de la caca.

Pero desde un enfoque general, podríamos decir que el objetivo es el mismo, y se trata de hacer que estas funciones sean vistas de forma normal y con la misma importancia, atacándose con la misma responsabilidad.

Capítulo 5:
¿Pañales? ¿Quién los necesita?

En este capítulo hablaremos de una de las etapas más cruciales que tu hijo identificará durante el proceso. Durante largos meses estuvo acostumbrado a utilizar el pañal, pero ahora, es momento de deshacerse de ellos, y como todo proceso, debe realizarse de forma gradual, siendo consciente de que posiblemente habrá un poco de resistencia.

En el entrenamiento para ir al baño, deshacerse de los pañales podría ser uno de los momentos más desafiantes y no solo para los niños, sino para los padres, ya que, el factor comodidad comienza a desaparecer de la ecuación. Antes ya no tenías que pensar en los problemas de accidentes, todo estaba dentro del pañal. Sólo requerías de unos cuantos segundos para deshacerte de este accesorio, colocar uno nuevo, y continuar tu día con absoluta normalidad hasta que fuese momento de sustituirlo nuevamente.

Para deshacerte de los pañales, será necesario que respetes cada uno de los procesos y se ejecuten de forma correcta. Si no se hace una estructura sólida desde la base, entonces eventualmente todo lo que hayas construido comenzará a caer de forma progresiva, haciendo que todo lo que has avanzado te lleve de nuevo al inicio.

Lo primero que debemos hacer para deshacernos de los pañales, es pensar en el entrenamiento de baño como un todo, algo conformado por diferentes secciones que nos permitirán abordar este procedimiento paso por paso, realizando una división del entrenamiento hasta lograr el objetivo principal. Si se pretende conseguir que todo funcione a la perfección y de manera drástica, no corregirás los diferentes aspectos que irán surgiendo poco a poco.

Una de las principales razones que lleva a los padres a aplicar un método para ir al baño eficiente, es el hecho de que ya busca la independencia del niño, este, ya puede procesar diferentes tareas, puede ocuparse de algunas actividades de forma independiente. Como beneficio extra, se le puede proporcionar acceso a ir al baño de forma regular sin que esto resulte traumático y termine en un verdadero desastre. Principalmente, debemos tomar en cuenta que el niño deberá hacer pipí o caca con indicaciones o de forma autónoma únicamente cuando se ha deshecho de la ropa en su totalidad.

Esto es algo que ya hemos mencionado anteriormente, y en lo que se debe trabajar para simplificar el procedimiento. También es importante tomar en cuenta el contexto que lo rodea, en la situación en la que se encuentra, y valorar cuáles son sus sensaciones en diferentes escenarios, como la escuela, el parque, la casa, o en el centro comercial, es necesario entender la comunicación.

Pero lo cierto, es que somos seres de costumbre, a pesar de que para muchos parezca muy sencillo, para otros padres puede resultar una verdadera faena. Lo ideal es desarrollar un método, apegarse a él y no dejar que la improvisación nos agobie. En este capítulo, quisiéramos plantearte de diferentes formas que puedes aplicar en casa para lograr dejar a un lado este pequeño accesorio que durante tanto tiempo se encargó de contener los desechos fisiológicos de tu pequeño. Ahora será capaz de asumir la responsabilidad de ir al baño, evitar ensuciar la ropa y mantenerse seco.

Un aspecto importante es el tiempo que dedicaremos a la aplicación de este método, ya que, no debemos prolongarlo demasiado, con tres días será suficiente, algo que se ajusta perfectamente al cronograma que hemos planteado inicialmente. Esta es una técnica conocida como el método de Julie Fellom, la cual es ampliamente conocida entre los pediatras y psicólogos infantiles, la cual, puede que no sea tan rápida como esperas, pero que puede dar resultados bastante efectivos si la ejecutas con eficacia. Según los expertos, lo adecuado para aplicar esta técnica, es en verano o en primavera, ya que, las temperaturas no son tan bajas, y el pequeño podrá circular por la casa sin ropa interior ni pantalón, de esta manera, no tendrás que preocuparte por algún resfriado o una situación similar.

Lo más adecuado es que nos acompañe al baño para que este sepa cómo se usa el inodoro, así lo iremos vinculando con las herramientas que se utilizan para deshacerse de la pipí o la caca. Con iniciar esta conversación acerca de este tema con un mes de antelación será suficiente, ya que, si iniciamos con esta dinámica de manera repentina y sorpresiva, probablemente nos encontremos con una situación de rechazo que generará confrontaciones desagradables. Antes de que ocurra el evento, quizá una semana antes, puedes comentarle acerca de la posibilidad de que los pañales ya no estarán incorporados en la rutina del día a día.

Esto puede ser planteado de una forma sencilla, a través de un juego, quizás, puedes utilizar una historia creativa vinculada con algún personaje que se relacione con él, y así podrá poner a trabajar su imaginación proyectando la situación que se aproxima. Según este método, durante los tres días de aplicación, el niño no podrá utilizar pantalón o ropa interior mientras se desplaza por la casa, y sería adecuado que se mantenga en zonas donde tenga acceso rápido al orinal. Si está entre tus posibilidades, intenta colocar uno o varios de estos objetos en diferentes zonas de la casa.

En el aspecto alimenticio, tenemos que tratar de que el niño ingiera más agua que otros fluidos, así como algunos alimentos que tengan alto contenido de agua como sandías o vegetales que permitan aumentar sus ganas de ir al baño. Recuerda que la paciencia es el punto más determinante de esta nueva etapa, así que, prepara los implementos de limpieza, ya que, es muy probable que haya accidentes por todas partes, y tendrás que encargarte de mantener la zona limpia.

En caso de que tengas que salir de casa, olvida el pañal, de hecho, ni siquiera la ropa interior debería estar involucrada en la situación, por esto, será necesario que tengas ropa adicional y tener el orinal siempre a la mano. Esta será una regla inquebrantable que deberemos emplear, es el uso del orinal o nada. Debemos ser bastante estrictos en este conjunto de aspectos y condiciones, y quizá durante la noche, podemos utilizar un pañal para evitar el caos absoluto, pero este no deberá ser tan absorbente.

A continuación, vamos a comentarte cómo actuar durante estos tres días cruciales para deshacerte del pañal. Recuerda, que mientras más sólido permanezcas en tus decisiones, parámetros y exigencias, mayores resultados obtendrás, pero siempre partiendo desde el amor y la comprensión.

Durante el día número uno, el desayuno deberá estar conformado por una porción de líquidos mucho más notable. Esto tiene como objetivo lograr que el niño desarrolle unas ganas significativas de ir al baño, esto, te tomará algo de esfuerzo, ya que tendrás que vigilarlo para cuando envíe las señales de que debe ir al baño. De esta forma, lo llevarás rápido como puedas hasta el orinal que se encuentre más cerca de su ubicación.

No es una ciencia exacta, es probable que un poco de pipí salga antes de llegar a tiempo, pero precisamente para esto es el método, para que la repetición finalmente nos lleve hasta el éxito. Puedes hacer refuerzos positivos con frases como: "casi lo has logrado", "la próxima lo lograremos", "la misión casi está cumplida", "sólo faltó un poco".

Evita los regaños y los juicios, no muestres frustración, recuerda que el niño es una esponja y verá con facilidad todas estas señales que probablemente lo avergonzarán. Podemos acompañar a nuestro hijo hasta el orinal al menos cada 10 o 15 minutos, esto hará que el compromiso sea mucho más fuerte, y recuerda que para simplificar todo, no debe llevar ropa interior o pañal. Durante el segundo día, deberemos aplicar un esquema similar al primero, aunque integraremos un aspecto diferente en todo el procedimiento.

Esta vez no sólo nos quedaremos en casa, sino que, podremos viajar a un lugar cercano, quizá al parque, o a dar una vuelta, hacer las compras, entre otros. Debemos llevar una mochila con ropa adicional y nuestro elemento favorito, el orinal, y no debemos tardarnos en proveerle acceso a este elemento si nos envía señales de que tiene ganas de hacer pipí o caca.

Finalmente, el tercer día será determinante, ya que, deberemos aplicar el procedimiento anterior, pero en esta oportunidad saldremos dos veces de casa. Una de estas salidas la haremos en la mañana y pondremos a prueba el mismo método, y luego lo repetiremos en la tarde, lo ideal, es que haga pipí o caca antes de salir de casa, pero siempre surgirán nuevas ganas que deberemos manejar de una forma amorosa, comprensiva, apoyándolo siempre, y estimulando a hacerlo de la manera correcta y en el lugar adecuado.

Expertos indican que la edad perfecta para dejar el pañal ronda en los tres años de edad, así que, aunque para algunos puede funcionar un poco antes, no sientas frustración si esto te toma uno o dos meses más después de alcanzar esta edad. Puedes tomar la determinación de dejar los pañales a un lado cuando el niño indica que ya ha hecho pipí o caca en el pañal; esta situación lo incomoda, y muestra claros signos de molestia al tener el pañal sucio.

Si comienzas a ver que se deshace del pañal cuando ha cumplido con su necesidad, entonces puedes ir contemplando la idea de aplicar este método. Conversa con él, comunícate e indaga acerca de su interés por ir al inodoro, o si tiene intenciones de aprender hacer pipí o caca como los adultos.

A medida que los niños se hacen más grandes, controlan los músculos de la vejiga, esto les permite retener el pipí por más tiempo, así que, la frecuencia con la que mojan el pañal es mucho más prolongada, así que, probablemente, ya es hora de dejar los pañales a un lado. ¡Ya no los necesitarás más!

Capítulo 6:
¡El método que debes aplicar desde ya!

Hasta ahora te hemos comentado algunos consejos y comentarios que pueden ser bastante útiles para prepararte para el momento crucial, pero es en este capítulo donde realmente vamos a abordar todo lo necesario para que enfrentes el momento más importante de los primeros años de la vida de tu hijo.

Aquí encontrarás todo lo que tienes que conocer sobre el manejo de la orina, la caca, y lidiar con accidentes que eventualmente llegarán, y si aplicamos todo de la manera correcta, entonces no hay forma de que el fracaso sea una conclusión en esta etapa.

Después de haber revisado mitos, creencias, y teorías que han sido desarrolladas a lo largo de los años, es momento de hablarte con la verdad y con base científica. Tomamos en cuenta los estudios psicológicos que se han venido realizando para determinar cuál es el entrenamiento para ir al baño más exitoso para los niños. Tenemos que ser claros en un aspecto, mientras más directo, rápido, certero y seguro sea cualquier enseñanza que compartas con tus hijos, mejores resultados y más eficiencia obtendrás.

Partiendo de la idea de que todos los niños no son iguales y que todos crecen en entornos diferentes, debemos tomar diferentes aspectos en cuenta para hacer que cada paso sea visto de forma generalizada, y podamos tener cierta flexibilidad al momento de abordar las diferentes etapas del programa.

No pretendemos ofrecerte un método rígido e inquebrantable, tienes la capacidad de moldearlo a tu beneficio, siempre pensando en el éxito final, que es la consolidación de unas idas al baño regulares, seguras, y sin accidentes. Todos estamos expuestos a cometer errores a medida que avanzamos en este programa, pero son las diferentes pruebas realizadas y los ensayos los que hacen que la perfección sea cada vez más estable.

Compartiremos enseñanzas que parten de la comunicación, así que, aprenderás a evaluar qué es lo que motiva realmente a tu hijo para ir al baño, o quizá, cuáles son las situaciones que lo llenan de una frustración tremenda cuando no tiene éxito en este nuevo cambio. El principal elemento que debemos tomar en cuenta a partir de ahora, es que tenemos que ser motivadores de nuestros hijos, impulsándolos a que aprendan a conocer sus propios cuerpos, entender los estímulos, e interpretar cuándo es el momento adecuado para ir al baño, siendo compañeros adecuados de viaje, que los estimularán y los animarán siempre a hacer las cosas de una manera mucho más perfecta con cada error.

Cada padre tiene la posibilidad de aplicar su propio criterio basándose en los aspectos básicos de este programa de aprendizaje. La comunicación entre los miembros de la familia, el entendimiento del niño, el ajuste del entorno, y los diferentes aspectos que se han tratado previamente en este libro, servirán de gran ayuda para avanzar sin errores. Tenemos que ser positivos en todo momento, quizás ya lo has leído varias veces a lo largo de las líneas de este libro, pero mientras más adecuado sea el ambiente en el cual se desenvuelve el pequeño, mientras más cómodo, relajado, protegido y tranquilo se sienta, será mucho más fácil de aprender absolutamente cualquier cosa.

Este es un consejo que puedes aplicar en cualquier ámbito, pero ya que estamos enfocados en el entrenamiento de baño no quisiéramos perdernos en otros aspectos de su rutina. Si nos deshacemos del estrés y la presión constante que suele estar involucrados con esta actividad, entonces él se sentirá acompañado y reforzado por el padre o cuidador, o totalmente dispuesto a enfrentar un cambio que manejará el resto de su vida. Posiblemente, iniciarás con este entrenamiento en un momento en que el niño está dispuesto a asumir responsabilidades con mayor independencia, por lo que, debemos ser un factor motivador y darles el poder de demostrar que son totalmente capaces de lograrlo. Muchas veces, con la intención de darle demasiadas opciones, o quizá corregir nuestros errores, enviamos mensajes que lo confunden.

Es por esto, que la coherencia y la claridad en los mensajes deben trabajarse minuciosamente. Tómate algunos minutos durante la noche para meditar en los días previos cuáles son las frases o comentarios que compartirás con ellos, ya que, debido a que es un proceso totalmente nuevo, tendrás que hacerle sentir que manejas todas las situaciones con absoluta confianza.

Es aquí donde no debemos proyectar duda o improvisación, ellos tienen sus expectativas depositadas en nosotros como tutores y maestros, por lo que, cuando iniciemos en esta rutina, debemos respetar los momentos, los lugares, y los diferentes procedimientos que deben seguirse una vez que se cumple con la labor de ir al baño. Esto, involucra la higiene y volverá a colocarse la ropa, un ritual habitual que deberá seguir con precisión en cada oportunidad que visite al baño.

La observación es determinante, ya que, a medida que depositamos toda nuestra atención y prioridad a las visitas al baño de nuestros hijos, comenzaremos a entender los diferentes hábitos que estos ejecutan y desarrollan. Esto pone en nuestras manos la herramienta de la anticipación, ya que, comenzaremos a manejar las situaciones con anterioridad y nos prepararemos en caso de que se avecine algún evento accidental.

Algunos padres más organizados, toman nota de los momentos más determinantes cuando los niños hacen sus necesidades, ya que, esta frecuencia es importante registrar, ya que, puedes anticipar sus necesidades, y plantearles si desean utilizar el orinal o ir al inodoro a sentarse en el asiento de entrenamiento.

Tenemos que ser conscientes de lo siguiente, estos días pueden demandar una gran cantidad de energía y dedicación por parte de los padres, por lo que, aliméntese bien, duerma las suficientes horas, y manténgase hidratado y cómodo, ya que, es un proceso que requiere de esfuerzo mental y físico. Puede ser una excelente alternativa para algunos padres alternarse para llevar a cabo el proceso, si hay otro cuidador en la fórmula, es mucho menos probable que se caiga de agotamiento. Esto evidentemente generará un desgaste que terminará afectando el humor, la paciencia y la disposición a desarrollar el entrenamiento con la mejor cara, ánimo y disposición.

Cuando tenemos la fortuna de convertirnos en padres, esto se traduce como una gran cantidad de experiencias que deben disfrutarse una a una de la mejor manera. Es una experiencia nueva que toca nuestra puerta, y tenemos la virtud y privilegio de convertirnos en los tutores, guías, ejemplo y compañeros de nuestros hijos, quienes recorrerán el mundo de la misma manera como nosotros lo hicimos en su momento.

Son curiosos y traviesos, pero también sienten miedo e inseguridad, y es precisamente por esto, que debemos intentar disfrutar de cada proceso, ya que, una vez que se cumpla probablemente no volverá a repetirse. No es el resultado final el que debe motivarnos como padres, es precisamente el intermedio; el conectar con el niño, entender sus sensaciones, mejorar la comunicación, y hacer que la relación sea mucho más confiada y sólida.

El entrenamiento de baño está diseñado para durar un tiempo específico, pero es probable que se extienda ante las complicaciones inesperadas que puedan surgir durante el desarrollo. No es un programa a prueba de errores, ya que, partimos de que es un proceso de aprendizaje basado en la repetición, comprensión, trabajo en equipo, y si se hace de la manera correcta, el niño aprenderá a usar el orinal o el inodoro eventualmente. No deposites tus expectativas simplemente en el hecho de que aprenda, sino de que lo haga de la manera correcta.

Estos momentos no deben estar protagonizados por la tensión, estrés y desesperación, haz que cada momento sea confortable, haz comentarios divertidos, cita frases de algunas de sus caricaturas, ya que, esto hará que sea todo mucho más agradable para él. Es un niño, y debemos hacer que el mundo sea alegre y sano, aunque es una actividad que requiere de su disciplina y responsabilidad, se debe adaptar a su forma de ver el mundo.

Hora de empezar

Contar con una bacinica u orinal, comprar una silla de entrenamiento, tener todos los accesorios que te hemos comentado anteriormente como ropa cómoda y accesorios de limpieza no lo es todo. Sí resulta indispensable para poder cumplir con el objetivo, no se trata simplemente de tener los implementos adecuados, pero se trata de prepararse psicológicamente para afrontar un nuevo reto en compañía con su hijo, lo que hará que todo fluya hacia el objetivo final.

Si todo fuese tan fácil como colocar el orinal en el lugar adecuado, y sólo dar una orden, es probable que no hubiésemos escrito este libro para ayudarte a hacerlo de la manera más adecuada. Muchas teorías, métodos, procedimientos y costumbres se han puesto en práctica en diferentes épocas, pero hasta ahora, te hemos comentado lo básico, es momento de prepararnos para un evento crucial. Para esto, el niño deberá estar preparado no el día del inicio, sino semanas previas al comienzo del entrenamiento.

Probablemente, ya hemos ido a la tienda juntos para comprar la bacinica que se ajuste a su gusto, él o ella ha escogido la ropa interior de su preferencia, y hemos narrado algunas historias vinculadas a las visitas al baño, inclusive, si recordamos alguna anécdota personal, podríamos contársela mientras se dirigen a la tienda. Lo ideal es que el niño o niña se involucre realmente con la situación que está a punto de enfrentar, que todo el contexto esté apuntando hacia una misma finalidad, y con esto, no nos referimos a que hay que abrumarlo o saturarlo de información, se trata simplemente de que realmente esté enfocado y centrado en lo que va a ocurrir.

Durante estas semanas le pediremos al niño que nos acompañe al baño, él verá cómo transcurre todo el procedimiento, esto debe surgir de una forma divertida, y si ellos comparten este momento con nosotros lo ayudaremos a desvestirse de la forma más adecuada. Ellos deberían vestirse por sus propios medios, y tratarán de hacerlo de manera independiente, rápida y exitosa. Este proceso de modelado forma parte fundamental del entrenamiento de ir al baño, ya que, las dudas que surjan, las preguntas que eventualmente llegarán, deberán ser respondidas con precisión y sin desconfianza.

No hay un día perfecto para iniciar con este proceso, pero algunos padres con rutinas bastante ajustadas prefieren comenzar un fin de semana. Esto quitará de la fórmula las llamadas desde la oficina, no habrá que salir temprano en la mañana y no tendremos que sacrificar horas de trabajo. Si te comprometes a realizar este entrenamiento en tres días, lo ideal será comenzar un viernes, y dedicarte durante el resto del fin de semana.

Ya hemos comentado en varias oportunidades que tres días o 72 horas, será más que suficiente para que logres el éxito por completo en la intención de llevar a tu hijo hacia el entrenamiento de baño. Un fin de semana puede ser una excelente alternativa por diferentes razones, más allá de las que ya hemos mencionado, es que deberemos estar en casa siempre cerca del niño, y adicionalmente, tendremos tiempo de descansar y enfocar toda nuestra energía en el objetivo.

Ese fin de semana debe estar alejado de otros planes, quite del medio las posibilidades de salir con amistades, no reciba visitas de amigos, y no interrumpa el proceso, ya que, debe ser una dedicación absoluta. Tome en cuenta que tres días serán más que suficientes para definir una rutina que se respetará durante largo tiempo y se irá modificando de manera evolutiva hasta alcanzar el afianzamiento total. Todos los involucrados deberán estar en la absoluta disposición para comenzar con el entrenamiento, si usted se siente enfermo, o puede que el niño esté un poco decaído, será adecuado que se plantee nuevamente la posibilidad de hacerlo en otro momento.

Todos deben estar del mejor humor, con la energía al máximo y con las expectativas palpitantes, algo que es determinante para que la transición sea adecuada. De esta manera, nos adentramos en el primer día, finalmente, después de tanta preparación, después de tantos comentarios, historias, visitas al baño y consejos, llegó el momento de aplicar el método de entrenamiento de baño. Aquí debemos tener toda la confianza necesaria como para proyectarla con facilidad a nuestros hijos, el entusiasmo, debe respirarse con facilidad, así que, describimos la mejor situación que puede ocurrir durante el primer día.

La despedida de los pañales deberá hacerse de forma evidente. Durante ese día en la mañana, podría realizar una dinámica a forma de juego, en la cual, el niño se despida de los pañales de manera definitiva. Quizá en este punto te des cuenta de lo importante que es este paso, ya que, se estará despidiendo de un implemento que llevó con él durante gran parte de sus primeras etapas. Es momento de que él internalice que ya no contará con este accesorio que le dará respaldo al momento de que tenga ganas de ir al baño.

El niño ya no va a depender de un pañal, se convertirá en un niño mucho más maduro, independiente, capaz de ir al baño todas las veces que desees, y se despedirá de los pañales de una manera notable. Podríamos utilizar frases como "es el día en que los pañales dicen adiós", "a partir de ahora tendrás que comportarte como un niño grande", "es momento de que lo hagas como los adultos, es una nueva responsabilidad".

Siempre debemos seleccionar las frases desde un enfoque positivo, ya que, si lo hacemos con buen ánimo, con emoción y entusiasmo, el niño se sentirá motivado a dejar atrás este pañal sin ningún tipo de resistencia. Una buena estrategia es ofrecerle un pequeño obsequio, el cual puede estar conformado por un chocolate, un dulce, o una pegatina que sirva para estimularlo una vez que se desprenda del pañal.

Este ritual de despedida, conforma un evento significativo que debe quedar reflejado notablemente en la mente del pequeño, una buena estrategia, es que, una vez que le quites el pañal al pequeño, automáticamente se deshaga de él, y posteriormente, se busquen todos los pañales de la casa y se coloquen en una bolsa y se le explique al pequeño que estos pañales serán entregados a otro niño que los necesita. Esto lo hará sentir integrado con su entorno, experimentará una sensación agradable de que está ayudando a alguien más, y entenderá que ya no tendrá este respaldo del pañal nunca más.

Una vez que el pañal sale del juego, el niño quedará desnudo de la cintura para abajo, se le puede colocar una camisa lo suficientemente larga como para que tape la zona genital, y aquí es cuando comienza el proceso de observación. La verdadera razón por la cual no usaremos la ropa interior, es por el hecho de que se pueden sentir confundidos en un principio, ya que, esto le hará experimentar una sensación similar a que lleva un pañal. De manera automática querrá expulsar sus desechos creyendo que esta ropa interior contendrá y el pipí o la caca de la misma manera en que lo hacía su antiguo pañal. Mantenerlo desnudo, le ofrece al niño una experiencia mucho más real ante el enfrentamiento de los accidentes.

Es una vivencia mucho más directa, por lo que, es adecuado para que trate de no hacerlo en el futuro. Cuando orine, sentirá el fluido corriendo por su piel, probablemente, sentirá la suciedad, y esta sensación desagradable es algo con lo que no quiere conectar, por lo que, necesitará un lugar donde depositar sus desechos.

Los expertos en psicología infantil coinciden en que la ropa interior simplemente afecta este entrenamiento, por lo que, utilizar una camiseta larga será más que suficiente para vestirlo durante estos primeros días. Otra razón primordial por la cual es importante que esté desnudo de la cintura para abajo, es evidenciar rápidamente cuando ocurre un accidente, algo que puede no ocurrir de una manera tan exitosa si lleva algún pantalón o ropa interior.

La siguiente etapa después de asumir la desnudez de la cintura para abajo, es decirle al pequeño en donde se encuentran todos los orinales que serán utilizados. Partimos de la idea de que ha seguido nuestro consejo de colocar un orinal en diferentes partes de la casa como se especificó en un capítulo previo. Si no está dentro de su presupuesto la posibilidad de colocar múltiples bacinicas por toda la casa, entonces lo más adecuado es que se mantenga en un lugar cercano donde este pueda alcanzar el orinal fácilmente.

Después de tomarlo de la mano y llevarlo hacia donde está la bacinica, también podemos llevarlo hacia el inodoro más cercano, ya que, si experimentan la sensación de ir al baño, es allí hacia donde deben dirigirse automáticamente. Para reforzar esta acción, se le puede comentar la manera en que su héroe de acción favorito, o su personaje de caricaturas más destacado suele ir al baño. Esto le permitirá proyectar una visión o ejemplo a seguir, lo que refuerza todo lo que se ha venido haciendo semanas antes, ya que, es una etapa por la que todos pasamos alguna vez.

En este punto, posiblemente ya te hayas encargado de desarrollar juegos y contar historias, así que, simplemente haz un recordatorio en el cual el niño tenga la oportunidad de centrarse en el objetivo principal. Según sea su personalidad, hábitos y costumbres, puedes asignarlo como una especie de misión a cumplir, ya que, esto será mucho más interesante para ellos. Lo siguiente que haremos, es centrarnos en su alimentación, hay dos elementos que estimularán al niño para ir al baño, uno de ellos, son los líquidos, y evitaremos tanto como sea posible los dulces.

Debemos proporcionar agua, frutas con alto contenido de agua, y bocadillos salados que permitan al niño desarrollar esas ganas de ir al baño tan pronto como sea posible. Esto deberá hacerse de forma natural, en función a sus necesidades o mientras juega, pero de manera constante. No podemos alargar demasiado el proceso, así que, una vez que le proporciones tanta agua como sea posible, y se alimente con frutas como sandías, melón o papaya, es momento de estar atentos.

Este es el periodo más crucial, ya que, los fluidos que estaban en su interior eventualmente comenzarán a ser expulsados. Si logra detectar alguna señal, quizás al tocarse en la entrepierna, o probablemente se mueva de manera nerviosa, es probable que sea el momento de hacer el primer viaje a la bacinica u orinal.

La atención absoluta es determinante en esta etapa, por lo que, debemos estar atentos, desconectados del teléfono móvil, sin ver la televisión, y no nos enfocaremos en los quehaceres del hogar durante este periodo, nuestra vista deberá estar enfocada en el niño, ya que, este no está preparado todavía para enviar mensajes claros de sus necesidades de ir al baño. No subestimes la atención que puede requerir el niño en este periodo. Mientras más detallada sea tu vigilancia, será mucho más exitoso el primer viaje, el cual, define el resto de las visitas.

Muchos de los niños comienzan a saltar, otros retuercen sus piernas de forma nerviosa, otros comienzan a moverse de manera inquieta, cruzan las piernas; o en caso de que quieran hacer caca, pueden expulsar gases previamente antes de expulsar la materia. Es importante no ponernos nerviosos en esta etapa, así que, mostraremos calma, lo tomaremos de la mano y pronunciaremos frases como: "Es el momento de ir al baño, parece que usaremos el orinal finalmente".

Esto nos dirigirá hacia el cuarto de baño donde se encuentre la bacinica más cercana, y una vez que se cumpla con el objetivo, debemos reforzar con comentarios positivos que realcen su esfuerzo. En teoría, cuando un niño toma agua de manera abundante, suele tardar aproximadamente una hora para ir al baño, así que, si se mantiene hidratado durante el día, probablemente irá entre 3 y 12 veces durante cada día.

Entendemos que ese proceso de observación y análisis puede resultar bastante agotador, pero recuerda que sólo es un fin de semana, y el niño depende de tu compromiso para conseguir la autonomía e independencia para ir al baño. Es recomendable utilizar indicaciones sencillas, nada complicadas, que estimulen al niño a ir al orinal, ya que, este constante recordatorio es el que terminará haciendo que este realmente enfoque su estímulo o reflejo con la necesidad de ir a un punto en específico de la casa.

La naturalidad con la que debemos trasladarnos hacia el baño o al orinal, debe trabajarse con mucha madurez, ya que, si lo asociamos con premura, rapidez, estrés o presión, probablemente termine sufriendo un accidente ante el estímulo innecesario que hemos generado en él. Una práctica habitual entre los expertos, es realizar recordatorios cada 20 o 30 minutos, ya que, esto podría hacer mucho más simple la sucesión del niño hacia su necesidad de ir al orinal sin que su padre se lo recuerde eventualmente.

De esta manera, transcurrirá el primer día basándonos en la confianza, atención y dedicación. No proyectes frustración en ningún momento, y trata de que tus indicaciones no suenen como órdenes o comentarios pesados, ya que, esto puede generar un bloqueo involuntario. Finalmente, no olvides el elogio constante tras la primera vez que hizo pipí en el orinal, ya que, esto lo estimulará a seguir haciéndolo de la manera correcta, y aunque posteriormente falle, debe seguir intentándolo.

Cuando llega el momento de enfrentarse al segundo día, no tenemos que entrar en pánico, probablemente ya estaremos bastante agotados, pero si lo vemos desde un punto de vista objetivo, la técnica no cambia demasiado, ya que, el día 2 es bastante similar al primero. Digamos que la parte más complicada ya se ha cumplido, ya que, la preparación previa y el primer paso, ya se han ejecutado, así que, será cuestión de utilizar la misma inercia para continuar con la misma comunicación, y los parámetros sólidos sin ceder.

Este es quizás el aspecto más importante, ya que, durante el segundo día, se llevará a cabo una salida al aire libre, iremos de paseo con el niño, así que, será el momento perfecto para poner a prueba nuevas instrucciones. Antes de tomar tus cosas y salir a la calle, es necesario contemplar si realmente estás preparado, y si las cosas han funcionado adecuadamente durante el primer día, entonces quizá ya sea el momento de dar el paso.

Antes de salir de casa, el niño deberá permanecer desnudo de la cintura para abajo, a pesar de que hayamos tenido buenos resultados durante el primer día, debemos entender que aún hay un proceso de comprensión que está en desarrollo. El niño está entendiendo cómo funcionan sus necesidades, las interpreta, y comunica a su padre la necesidad de ir al baño.

Hay una gran cantidad de mensajes involucrados que están vinculados a los nuevos hábitos, por lo que, al estar en casa durante este segundo día, será exclusivamente necesario que se mantenga desnudo, ya que, esto seguirá enviándole los mismos mensajes del primer día. La dieta debe ser similar, no cambiaremos absolutamente nada, el líquido es el principal objetivo, así como las frutas para estimular a que vaya al baño lo antes posible. Un aspecto importante que aparece durante este segundo día, es la toma del tiempo. No podemos hacer que estas visitas al baño sean tan prolongadas, así que, cada visita debe hacerse durante el tiempo estrictamente necesario.

También los horarios elegidos ganan relevancia en este segundo día, así que, debemos continuar con los recordatorios, esta vez, cada 30 o 45 minutos será adecuado, ya que, esto les permitirá mantenerse conscientes de que aún nos encontramos en una dinámica de entrenamiento. Sin importar cuál es sean las actividades que vayamos a realizar durante el día, hacer recordatorios durante estas transiciones puede ser bastante útil, ya que, podremos utilizar frases como: "antes de ir a jugar con los tacos, deberías ir al baño", "o antes de las caricaturas puedes aprovechar para intentar orinar, ¿te parece?".

El uso de estos recordatorios en las transiciones suele hacerse mucho más natural, lo que evita que resulte agotador e insistente, lo que puede generar ciertos bloqueos para el niño. Mantén un cronómetro cerca, esté atento al tiempo, y si ya han pasado más de 30 minutos desde la última vez que el niño ha visitado el inodoro o la bacinica, entonces puedes hacer comentarios al respecto.

Esto puede ser variable, ya que, si ya has iniciado el hábito en el pequeño probablemente no será necesario que utilices estos recordatorios. Es aquí cuando entramos en un escenario mucho más visual, y en lugar de utilizar esos recordatorios innecesarios en función del tiempo, puedes comenzar a evaluar las señales corporales que envía el niño.

Recuerda que, en un principio, él no asocia en realidad el hecho de que siente ciertos calambres en la parte baja de su cuerpo con el hecho de visitar el inodoro. Si observas movimientos extraños, recuérdale que es necesario llegar al orinal, así, la compenetración será muchísimo más profunda con la acción. Permanecer encerrados dando vueltas en torno a la misma rutina durante el primer día, puede generar una necesidad increíble de esparcimiento, por lo que, es en el día dos donde elegimos salir.

La rutina de ir al baño fuera de casa, puede ser desafiante para los nuevos padres, pero es algo necesario a lo que nos tenemos que enfrentar. Traer un orinal portátil puede ser una excelente opción, no importa si ha logrado ir al baño antes de salir de casa. Tomemos en cuenta, aunque ya lo hemos dicho anteriormente, que la muda de ropa es sumamente importante de llevar, ya que, será necesaria en caso de que ocurra un accidente.

No debemos confiar plenamente en que el niño tendrá la posibilidad de llegar al orinal a tiempo, probablemente podamos leer sus comportamientos y estímulos, pero si no logramos el éxito, no podemos someterlo a la incomodidad de permanecer sucio durante largos periodos de tiempo. Es probable que el niño consiga permanecer seco durante toda la salida, y esto, tiene que ser un motivo de celebración, no se requiere de un premio obligatoriamente, pero al menos sí de un refuerzo positivo que lo haga sentir feliz de haber conseguido el éxito en esta etapa. Estos viajes no deben ser demasiado prolongados, pueden durar de 10 a 30 minutos, y no tenemos que alejarnos demasiado de casa.

Probablemente, una vuelta cercana con la excusa de buscar algo en particular, o hacer una compra rápida, puede ser una buena excusa. Podemos salir al jardín, jugar un rato en el césped, o caminar un par de calles si es posible. Lo importante de todo esto, es que el niño esté atento a los estímulos externos; que se cuenten quizá los coches de algún color en específico, visualizar la cantidad de aves que vuelan sobre nosotros, o visitar a algún vecino cercano sólo por algunos minutos y volver a casa.

Si se tienen mascotas en el hogar, es una buena oportunidad para sacarlo de paseo, y esto, posiblemente despertara la necesidad de ir al baño en algún momento. Estos viajes que pueden durar hasta 30 minutos recomendable mente, permitirán que el niño desarrolle esas ansias de visitar el baño, así que, a medida que transcurran los minutos, prepárese para resolver la situación con éxito.

En este punto, probablemente has logrado que el niño avise con suficiente tiempo, y han vuelto a casa sin accidentes, esto abrirá la posibilidad de que el tercer día se proyecte hacia el éxito, aunque sigue siendo un poco desafiante. Si lo analizamos detenidamente, el día más complicado es el primero, es el que más energía nos demanda y donde mayor observación deberemos emplear para no cometer errores.

El tercer día no es nada diferente a los dos anteriores, de hecho, nada tiene porque cambiar, debemos seguir atentos, el niño sigue desnudo durante la primera fase del día, pero es el momento de que incorporemos la ropa interior en la fórmula. Sí, la desnudez ya no es obligatoria, y es el momento de que el niño se involucre con esa ropa interior que quizá él mismo ha seleccionado.

La primera fase de este tercer día, deberá enfocarse en la dieta, no hemos cambiado nada en absoluto, continuamos enfocados en los líquidos, frutas, y si se le dan alimentos, preferiblemente sean salados. Esto hará que las posibilidades de ir al baño se incrementen, pero cuando incorporemos la ropa interior, debemos dar instrucciones claras acerca de cuáles son las condiciones que deben respetarse.

El cuidado de la ropa interior impulsa al niño a no mancharla, esto, deberá intentarse con mucha precisión durante el desarrollo del día, debe ser una ropa interior fácil de quitar, cómoda, y la cual, le permita identificarse plenamente. Puede contener su color ideal, o su personaje favorito como anteriormente lo hemos comentado. Hay un factor importante en este nuevo día, y es el hecho de que hay una responsabilidad muy alta que podrá someter al niño a niveles de estrés o presión, ya sea que tenga ganas de hacer pipí o caca, será necesario estar atentos, ya que, el objetivo principal es mantenerlos secos y felices.

Debido a que este es el tercer día del entrenamiento, probablemente el desgaste físico y mental sea mucho mayor, por lo que, quisiéramos ser bastante específicos en el recordatorio de que no debe ser amenazante en las instrucciones que dicte a su hijo. Tratemos de hacer que la comunicación sea agradable, simple, divertida, que no sea una instrucción autoritaria que lo haga sentir tan comprometido como para sufrir una grave desilusión si no lo hace bien.

Tenemos que ser justos desde cierta perspectiva, el pañal le da una sensación muy similar a la de la ropa interior, por lo que, no es de extrañarse que algunos niños sientan algo de confusión y terminen con la ropa interior mojada debido a un momento de debilidad. Si estos accidentes se llevan a cabo, tenemos que intentar enviar mensajes de apoyo, en ningún momento, juzgaremos, criticaremos o emplearemos el castigo como una solución. Este día será bastante agitado, estará lleno de acción y aventura, ya que, tendremos que salir de casa, pero esta vez, tenemos que tratar de hacer una salida mucho más prolongada, ya que, aquí pondremos a prueba la resistencia.

Esta salida puede prolongarse de 45 minutos a 1 hora, tiempo suficiente como para evaluar la necesidad que surge en el niño. Lo correcto, será ir al baño antes de salir de casa, lo que hará mucho más fácil la medición del tiempo. No debemos dejar en casa el orinal portátil, siempre se debe llevar ropa adicional, y recordarle al niño, que en su ropa interior lleva a su personaje de las historietas favorito, o a uno de sus superhéroes, el cual, debe mantenerse seco durante todo el viaje.

Los accidentes siempre están propensos a ocurrir, por lo que, ser previsibles y tomar medidas preventivas llevando ropa extra, es un acto inteligente que nos permitirá resolver la situación sin estrés, sin vergüenza, y con la comprensión absoluta y solución rápida de accidentes incómodos. Si ha hecho bien todo el proceso durante los dos primeros días, es muy probable que el niño permanezca seco durante todo el viaje, por lo que, al llegar a casa, lo correcto será darles la instrucción de ir a la bacinica justo al regresar.

La felicitación y el refuerzo de su conducta durante este proceso es sumamente importante, ya que, el niño sabrá que lo ha hecho de una manera correcta, y repetirá el patrón en ocasiones futuras.

Aunque los tres primeros días son los más importantes, debemos tomar en cuenta que el proceso en los días siguientes es bastante similar. La dieta es la misma, debemos centrarnos en líquidos, frutas con alto nivel de agua, y los alimentos salados que harán que se sienta estimulado para ir al baño de manera frecuente. Los expertos en pediatría recomiendan que las instrucciones se vayan reduciendo progresivamente, sustituyéndolas por felicitaciones y elogios que irán llegando cuando el niño haga algo de la manera correcta por sus propios medios.

Cuando este mantenga la ropa seca, o vaya al baño sin necesidad de crear un caos, todos estos eventos, requieren de reforzamiento por parte de los padres. Presionarlos a avanzar cuando no es el momento correcto, sólo hará que las situaciones se tornen mucho más traumáticas y complicadas. Es decir, si existen muchos accidentes aún en el día uno, probablemente la salida del segundo día deberá prolongarse lo suficiente hasta que esté listo, quizá en horas de la tarde. Lo mismo ocurre en los días siguientes, cuando las salidas en áreas públicas se hacen más prolongadas, el riesgo de dejar pasar una señal y enfrentarnos a un accidente, aumenta.

Todo debe ser consistente, el método, el entrenamiento, el proceso y los parámetros deben cumplirse de forma sólida. Recordemos, que ha habido un proceso de desarrollo desde mucho antes del inicio del entrenamiento, por lo que, debemos partir siempre desde el respeto de las capacidades de nuestros hijos, y la valoración de sus habilidades. No importa cuán positivos nos encontremos, lo importante es ser objetivos, y saber que debemos ajustarnos al ritmo de los niños. En función a esto, ellos se sentirán respaldados, y no presionados en todo momento a alcanzar un éxito para el cual posiblemente ellos no se sienten listos.

Aunque el entrenamiento central dure tres días, para que un niño desarrolle una rutina sólida y exitosa, puede tardar varios días, algunos de ellos, pueden tardar meses, y otros, en los casos más extremos, pueden tardar mucho más. Quisiéramos ser precisos con los tiempos que puede tardar un niño en aprender eficientemente el entrenamiento para ir al baño. Pero no hay reglas definidas acerca de esto, todo dependerá del tipo de comunicación, las dinámicas aplicadas y el cumplimiento de los procesos de forma minuciosa, para que finalmente el niño complete este proceso sin traumas y complejos.

Tomando en cuenta el hecho de que esta es la columna vertebral de este libro, profundizaremos un poco más antes de continuar en algunos aspectos esenciales que se deben tomar en cuenta cuando nos encontramos en el proceso de entrenamiento para ir al baño. Después del cuarto día de entrenamiento, es importante destacar algunos aspectos como el respeto de las rutinas para ir al baño. Los tiempos que se han establecido, los horarios, y los momentos cruciales durante el día deben hacerse habituales para hacer una costumbre.

No dejemos a un lado las dietas, ya que, mientras más líquido proporcionemos a nuestros hijos, mayor será la frecuencia de visitas al orinal, y esto nos permitirá ver con mayor claridad las señales que ellos arrojan. Estimulemos la independencia, ya que, esta es la principal misión a generar, mientras menos indicaciones proporcionemos, ellos se sentirán mucho más empoderados y dispuestos a demostrar que son capaces de cumplir con el objetivo.

Siempre debemos estar con la absoluta disposición para asumir los accidentes que ocurran, alejémonos de una actitud tóxica y negativa, sustituyéndola por la comprensión y respaldo. Sus hijos confiarán en usted, lo tomarán de la mano otra vez en este recorrido tan importante, durante el cumplimiento de una etapa tan crucial para ellos, así que, no los haga sentir avergonzados o humillados en ningún momento.

Aunque las recompensas son importantes, eventualmente tendremos que ir reduciéndolas, ya que, no podemos acostumbrar al niño a recibir una recompensa en cada éxito. Después de una consolidación de la rutina, podemos ir haciendo que todo esto sea mucho más normal. Las recompensas podrían enfocarse más que todo en los viajes, y ya las visitas al baño en casa dejarán de ser un motivo de celebración, ya que, pueden sustituirse por días en los que no hubo accidentes, y mientras más días transcurran sin accidentes, más valiosas deberían ser las recompensas, algo que le permitirá valorarlas y esforzarse por obtener algo que supere sus expectativas.

Capítulo 7:
No más drama

S ería maravilloso pensar que durante los primeros días de entrenamiento para ir al baño no surgirán problemas, pero lamentamos defraudarte. Existirán algunos obstáculos que deberás saber cómo sortearlos, para conseguir así, avanzar hacia el éxito, pero el drama siempre estará presente, puedes estar seguro de ello.

Debemos mantenernos positivos con una actitud proactiva en todo momento, pero no debemos alejarnos de la idea de que los problemas podrán surgir en momentos inesperados, haciendo que el entrenamiento para ir al baño se haga cuesta arriba. Estos problemas, si no se manejan de manera adecuada pueden ser abrumadores, acabar con la paciencia y disposición de los padres, y terminar con un proceso de trabajo que pudo haber demandado energía, tiempo y dedicación.

Alejándonos del agotamiento, el estrés, y la preocupación de no saber si realmente se conseguirá el objetivo de las expectativas muy elevadas, debemos centrarnos en el hecho de que el niño también ve el mundo avanzando de una manera distinta a como iban las cosas hasta cierto punto. La psicología nos da apoyo desde diferentes perspectivas, nos permite entender los sentimientos, estímulos y emociones que experimenta el niño en determinadas situaciones, y es probable, que hasta usted mismo se sienta confundido o inseguro al no saber si está aplicando de manera correcta los múltiples consejos que le estamos proporcionando en este libro.

Uno de los episodios más frecuentes que suelen aparecer como obstáculo, es un niño constipado, un niño temeroso, y con problemas de regularidad para ir al baño, pero son situaciones que pueden manejarse de la manera adecuada con métodos simples que no requieren de un sacrificio extremo.

Nuestra visión principal debe estar enfocada en lograr que el niño se sienta lo suficientemente seguro como para conseguir el objetivo central, como lo es desarrollar su entrenamiento para ir al baño en el menor tiempo posible. Nos desligaremos del hecho de que la orina o la caca son un motivo para arruinarnos el día, tarde o temprano aprenderemos a manejarlo. Pero eso sí, trabajando en equipo, en conjunto y con la misma sintonía de éxito desde la comunicación afectiva y comprensiva.

Para que el progreso de este sistema sea fluido y constante, tendremos que evaluar en un comienzo, si realmente las habilidades de crianza que hemos implementado durante la primera etapa del niño, son compatibles con el nuevo sistema que estamos empleando. Esto es realmente importante, ya que, aquí deberemos analizar los niveles de inteligencia del niño, sus habilidades, la capacidad que tiene de manejar ciertas situaciones. Todo esto debe adaptarse al entrenamiento de baño, ya que, todo se trata de un avance progresivo que le proporcionará el alcance de su meta si se trabaja por etapas, un día a la vez, con instrucciones claras y coherentes.

Digamos que se trata en todo momento de una perspectiva, se trata de analizar realmente de forma madura una situación que es totalmente nueva. Si lo vemos desde un punto de vista maduro, en realidad lo que está ocurriendo, es una nueva rutina, los hábitos están transformando, y lo que había venido ocurriendo durante los primeros años, pasa a transformarse en tres días, así que, es importante ser conscientes de que este cambio generará un poco de rechazo y drama en algún momento.

Este drama puede surgir por parte del niño, o inclusive, puede ser producto del nerviosismo y las expectativas de los padres. Esto suele ocurrir con mucha frecuencia, según aseguran los expertos en pediatría, cuando el niño comienza a entrenar para ir al baño, algunos no están dispuestos a hacer caca en este periodo, y es aquí cuando las alarmas se encienden entre los padres. Es natural que este nerviosismo surja, pero también debemos entender que cuando no hay caca en el primer día de entrenamiento, es simplemente un reflejo que suele estar presente en muchos niños.

Tomemos en cuenta el hecho de que la dieta suele estar centrada en agua y alimentos con una gran cantidad de líquido, por lo que, la probabilidad de que expulsen desechos sólidos disminuye notablemente. Según los estudios realizados, es muy probable que, durante el proceso de entrenamiento para ir al baño, los niños solo hacen caca una sola vez, por lo que, no debemos alarmarnos, y tratar de que esa visita a la bacinica o al asiento de entrenamiento, sea exitosa.

Expertos en medicina, aseguran que muchos niños pueden pasar uno o dos días sin expulsar desechos sólidos, y esto no tiene por qué ser un motivo para alarmarse. Muchas situaciones pueden darse, y si en el primer día de entrenamiento, te enfrentas con la caca, entonces debes verlo como una ventaja, ya que, será la oportunidad para asumir el reto más difícil. Durante el día un niño puede ir al baño hasta 10 veces si ingiere suficiente líquido, así que, probablemente tendrás que enfrentarte con la orina con mayor frecuencia que con los desechos sólidos.

No tenemos que centrarnos en la idea de esperar a que el niño defeque, esto no tiene por qué estar en nuestras expectativas, dejemos que sus necesidades fluyan de forma natural, no busquemos esta situación de manera forzada. Esto no significa que nos olvidaremos totalmente de este escenario, pero si no ocurre, simplemente manejemos las cosas de la misma manera en que las hemos planteado a lo largo de este libro.

Tenemos que centrarnos en un sistema firme, sólido y coherente, basado en instrucciones amorosas, y analizando constantemente los diferentes estímulos que el niño experimenta al momento de querer ir al baño. Hay un aspecto importante que suele alarmar mucho a los padres primerizos, y es la cantidad de orina que expulsa el niño. Aquí debemos ser bastante claros, y si orina con mucha frecuencia, quizá está bebiendo una cantidad bastante exagerada de líquidos.

Es por esto, que lo más adecuado será regular esta cantidad, haciendo que ingieran una cantidad justa y necesaria, no forzando la situación, ya que, se convertirá en una verdadera odisea para el niño las visitas tan constantes a la bacinica, orinal o el inodoro. Con esto no queremos decir que los líquidos vayan a restringirse, ya que, todo está en el equilibrio, de las cantidades justas. No se trata de estar en los extremos, sino de dar la suficiente cantidad de líquido como para que surjan patrones regulares que permitan ser evaluados con normalidad.

Capítulo 8:
21 Recomendaciones que todo padre debe tomar en cuenta durante el entrenamiento de baño

E xisten muchos aspectos que valen la pena mencionar y a los que podríamos dedicar capítulos enteros, pero quizá sea mucho más simple para ti acceder a esta información a través de consejos y tips rápidos. Si has llegado a este punto de este libro, has demostrado el compromiso que tienes en la intención de conseguir que tu hijo alcance el éxito en su entrenamiento para orinar o hacer caca, así que, no vamos a extendernos demasiado y vamos a dar inicio a esta serie de consejos que puedes consultar de manera simple.

1. La etapa ideal y ¿qué ocurre si se tarda un poco más?

Es natural que surja la preocupación en la mente de los padres que no alcanzan el éxito en los primeros tres días. Y aunque este programa está diseñado para que durante estas primeras 72 horas sean cruciales para su evolución, es necesario tomar en cuenta que no todo está definido por este tiempo.

Veámoslo así, el niño tiene la posibilidad de controlar sus músculos a partir de los 18 meses de edad, y aunque esto es cierto, no necesariamente tenemos que dedicarnos a presionarlo para que vaya al baño por sus propios medios desde una edad tan temprana. Lo que sí podemos hacer es comenzar a preparar el territorio.

Hasta los 3 años de edad es recomendable tomar el asunto en serio y dedicarnos a poner en práctica los consejos compartidos en este libro, pero algunos niños posiblemente no lo logren. Existen algunas condiciones médicas o psicológicas que pueden interferir con este proceso, lo que puede generar un retraso hasta los 4 años de edad para poder manejar a la perfección la labor de ir al baño por cuenta propia.

Por otra parte, el entrenamiento nocturno puede ser un poco más desafiante, e incluso, si no se toman las riendas a tiempo los niños pueden llegar a mojar la cama hasta los 8 años. Esto es algo que debemos evitar actuando en el momento correcto, y con la metodología adecuada que te hemos mostrado en las líneas de este libro.

No entres en pánico, la actitud positiva siempre debe reinar en el hogar y debes apoyar a tu hijo para que alcance el éxito en el menor tiempo posible.

2. **La preparación para el entrenamiento. Tómate el tiempo suficiente**

Vamos a iniciar con un ejemplo, pues es más fácil visualizarlo de esta manera. Cuando nos preparamos para un viaje lo correcto es planificarlo con un par de semanas de antelación, esto nos dará tiempo de seleccionar el hotel correcto, el itinerario que seguiremos, los lugares que visitaremos o las actividades a realizar. Si planeamos un viaje en el último momento, probablemente en el camino descubriremos que hemos dejado en casa algunos elementos importantes.

Esta falta de organización y preparación afecta la calidad del viaje, aumenta los costes, pues posiblemente tendremos que regresar a casa, lo que implica más combustible, o inclusive, corremos el riesgo de perder el vuelo si no salimos a tiempo de casa. Los pequeños detalles en ocasiones generan increíbles cambios, por lo que, la preparación del entrenamiento de baño debe iniciar al menos con 2 semanas de antelación.

¿Qué debemos hacer exactamente? Pues es simple, da inicio con las visitas al inodoro, conversa con el pequeño acerca de la increíble experiencia que es poder ir al baño solo, y la independencia que experimentará cuando deje el pañal y no tenga que ensuciarse. Usa frases emocionantes y motivadoras, que estimulen su disposición y compromiso, ya que, esto hará que el niño comience a familiarizarse poco a poco con el proceso.

Los psicólogos infantiles destacan la importancia de esta etapa de presentación de los elementos involucrados, ya que, será mucho más fácil para el niño saber cómo funciona todo cuando deba usarlo en una situación de "emergencia".

3. Muestra a donde deben ir los desechos: ¡Adiós a la caca!

Los niños suelen ser muy visuales, aprenden por repetición y se familiarizan más con las cosas que experimentan por sus propios medios que narrándolas en una historia. Si ha ensuciado sus pañales, es el momento perfecto para que evidencie a donde debe ir la caca una vez que le cambian el pañal.

El experto recomienda cambiar al niño tan pronto como sea posible, un pañal sucio es un sinónimo de posibles irritaciones, incomodidad y lo menos que queremos es que el niño se acostumbre a una sensación como esta. Cuando realizamos el cambio del pañal, podemos pedirle al niño que nos acompañe al inodoro, allí podemos lanzar la caca y demostrarle que realmente es allí donde deben ir los desechos sólidos o heces.

Una experiencia emocionante que podemos presentar al niño es la oportunidad de tirar de la palanca del inodoro. Esto le dará la posibilidad de involucrarse de una manera cercana con la dinámica y aprender algo nuevo. Es muy probable que se integre tanto con esta dinámica que querrá hacerlo en cada ocasión y de forma independiente.

4. Si quieres que hagan algo, haz una demostración

Aquí volvemos al factor de la imitación, todo el proceso de ir al baño, deshacerse de la ropa, la posición que debe asumir, y cómo manejar esta situación de una manera tranquila y relajada es algo que deberás hacer a través de la representación. Los hábitos que sugiere el niño suelen estar vinculados a estas muestras que realizan los padres en esta etapa de preparación, por lo que, hazlo de manera sencilla, lenta y clara para evitar confundirlos.

Debe haber un orden específico en cada movimiento, y las instrucciones que damos deben ser cortas, con un tono de voz relajado y sin presionarlo demasiado. Recuerda siempre que es un pequeño, pero, además, es tu hijo, así que, trátalo siempre desde el amor y la buena comunicación.

Las demostraciones deben involucrar un antes, durante y después, y a través del uso de movimientos, palabras y gestos pueden conseguir increíbles resultados que pondrán a tu hijo o hija en un escenario bastante favorable en pro de aprender a ir al baño.

5. No durará para siempre, pero prepárate para cualquier escenario

Muchos de los padres suelen preguntarse sobre la duración exacta de este proceso de entrenamiento. Como bien lo hemos mencionado, es una dinámica de evolución, que va avanzando progresivamente en función a la constancia y dedicación. La columna vertebral de este sistema reposa en la puesta en práctica durante tres días, pero seamos conscientes de que este entrenamiento puede extenderse por varias semanas hasta lograr que el niño se mantenga seco durante la mayor parte del día.

Existen testimonios que aseguran que sus hijos después de 3 semanas ya habían afianzado estas habilidades y no fue necesario usar los pañales nunca más. Esta es una realidad que puede generar expectativas muy sólidas en los padres, pero es precisamente esto lo que quisiéramos evitar que ocurra en todos los casos.

Evitemos proyectar en las experiencias que tenemos con nuestro hijo lo que otros han conseguido. Recordemos que cada entorno, cada familia, cada tipo de comunicación y cada relación son diferentes, y esto influye de una manera impresionante en el desarrollo del proceso de entrenamiento, su tiempo de consolidación y el éxito.

Los accidentes pueden ocurrir tras meses de haber implementado el sistema, y esto no tiene por qué visualizarse como un fracaso, así que, haz los correctivos necesarios, indaga sobre las razones que lo motivaron a "fallar" y motívalo a superar este accidente sin regaños o castigos.

6. La lectura de gestos. ¿Por qué es tan indispensable?

En un capítulo previo mencionamos la importancia de estar conectados y en sintonía con cada uno de los gestos de nuestros hijos. No parece algo complicado, ¿cierto? Pues te sorprendería saber que no en todos los casos la simplicidad de esta tarea beneficia a los padres, ya que, hay niños que no exteriorizan su necesidad de ir al baño y esto hace que sea muy complicada la tarea de adelantarse al "evento".

Se trata de un niño de posiblemente 18 a 30 meses de edad, por lo que, las señales pueden ser un poco confusas en un principio, y más aún, cuando vienen de usar un pañal que les daba respaldo durante los primeros meses de vida. Es momento de convertirnos en lectores de gestos. Puede que tu hijo sea del tipo que da pequeños saltos, o quizá del que se toca la entrepierna.

Si ves que cruza sus piernas y se inclina un poco o se mueve de manera nerviosa, probablemente sea el momento de trasladarlo al urinal más cercano. Recuerda hacerlo de una forma tranquila, relajada y sin que el momento se convierta en una carrera contra el tiempo, ya que, esta situación genera un sentido de competitividad contra la orina y la caca que, si no se gana, le generará una decepción tremenda.

7. La seguridad del entorno. Usa los elementos correctos

No podemos negar el hecho de que para iniciar el entrenamiento de baño tendrás que tener a la mano una gran cantidad de recursos. Pero más allá de tener un arsenal dispuesto para solventar todas las situaciones venideras, se trata de dar respaldo y seguridad al niño. No tienen que saber que hay ropa de repuesto, es algo de lo que debes encargarte de manera discreta, pues si conoce que tiene un par de pantalones de respaldo, no tendrá problema en ensuciar los primeros.

Evita sentarlo en el inodoro sin una silla de entrenamiento, pues si cae dentro del mismo, probablemente comience a desarrollar un poco de rechazo hacia este objeto, y en esta etapa inicial es algo con lo que no quieres lidiar. Comprendamos que el niño debe ver este proceso como algo seguro y simple, e intuitivo, pero para lograr esta sensación tendremos que preparar absolutamente todo para que funcione de manera correcta.

El asiento del inodoro deberá tener las dimensiones exactas que se ajusten a la anatomía del niño o niña. Si no alcanza el suelo, colocar un pequeño taburete será suficiente para que su estabilidad sea óptima mientras se encuentra sentado en el orinal de los grandes. Dejemos que él decida con qué forma de ir al baño se siente más cómodo y acondicionemos todo para que funcione a la perfección.

8. ¿Qué ocurre a la hora de dormir?

Hemos hablado a lo largo de este libro sobre el desarrollo del entrenamiento de baño durante el día, pero cuando llega la hora de ir a dormir durante la noche, quizá durante la siesta, o durante la tarde, se genera un escenario para el cual debemos prepararnos. Evidentemente mientras el niño duerme no podremos leer las señas, entonces, ¿Cómo nos anticipamos?

El uso de los pañales durante la noche será bastante útil durante la primera etapa, pero estos elementos comenzarán a desaparecer gradualmente y tendremos que prepararnos psicológicamente para los accidentes. Recordemos que el pañal le da la seguridad al niño de que puede expulsar los desechos sin riesgo, por lo que, el hábito que se crea durante el día eventualmente se proyectará en la noche.

Lo que buscamos es conseguir el entrenamiento de la retención durante el suficiente tiempo como para que no moje la cama. Luego de los primeros días, el niño entenderá lo desagradable e incómodo que se siente estar sucio, por lo que, no será una sensación muy cómoda encontrarse en la cama y tener desechos en su pañal, por lo que, es un proceso en el que debemos enfocarnos con mucho esfuerzo y permitir que todo se desarrolle de manera natural.

Si trabajamos bien el método durante el día, no tenemos que proyectar el entrenamiento nocturno como algo distinto, lo adecuado es que se sigan poniendo en práctica las instrucciones que hemos aprendido hasta el momento. Existen algunas variables importantes, y una de ellas es el tiempo de retención, a medida que avanzamos en el entrenamiento conseguiremos más tiempo, por lo que, lo adecuado es realizar algunos ajustes para evitar los accidentes.

Uno de los consejos que el experto suele compartir a los padres primerizos se centran en el hecho de cuidar la dieta nocturna. La ingesta excesiva de líquidos traerá como consecuencia la expulsión eventual, así que debemos intentar que vaya al baño antes de dormir. Otra de las alternativas ideales es despertarlo en un rango proporcional a las observaciones diarias para que vaya al baño y luego vuelva a dormir.

Es recomendable que la última ingesta de líquidos antes de dormir se lleve a cabo al menos 3 horas antes. Este cambio en la rutina puede generar una reacción en el niño, pero a través de la comunicación y la explicación clara de cuál es el objetivo, podemos ponerlo en la situación de que no es algo arbitrario sino con una finalidad precisa.

9. ¿Son las siestas iguales a las horas de sueño nocturno?

Si lo analizamos desde un punto de vista práctico, sí. Nuestras expectativas están depositadas en la idea de que el niño pueda ir al baño de forma independiente, a tiempo y sin accidentes. Las horas del día representan la parte más dura del entrenamiento, y es aquí donde el hábito se constituye de una forma sólida.

Cuando el niño sea capaz de permanecer seco durante estas horas de sueño en el día, tendremos una clara proyección de lo que puede ocurrir en la noche. Algunos padres optan por usar un pañal durante la siesta para reducir los accidentes, pero estamos conscientes de que esto es algo que debe irse erradicando progresivamente en función al éxito y avance del entrenamiento que hemos venido aplicando.

Si quieres paz mental podemos asegurarte que el entrenamiento nocturno no es algo en lo que tengas que pensar demasiado durante las primeras 3 semanas. Enfócate en la fase inicial e intenta que los resultados durante el día sean constantes, pues esto generará un hábito que puede hacer que el entrenamiento nocturno sea mucho más fácil de abordar.

## 10.	El control sobre el niño. ¿Cuánto debemos ceder?

Muchos de los padres primerizos sienten miedo a perder el control de la situación al dar demasiado poder al pequeño durante el desarrollo del entrenamiento. Debemos brindarnos la posibilidad de elegir la mejor opción para ellos, monitoreamos sus comportamientos y dedicamos una atención plena a su actividad durante esta fase. Es normal tener pensamientos de desconfianza al ver sus primeros signos de rechazo ante la idea de usar el orinal, pero debemos ser firmes una vez que hemos iniciado con este proceso.

No podemos posponer el entrenamiento una y otra vez, una vez que ya lo hemos iniciado por el simple hecho de que el niño no se siente preparado. Esto le generará un control que no queremos ceder, pues cuando nos demos cuenta habrán pasado largas semanas de tiempo preciso, cada vez será más difícil encargarnos de un asunto tan delicado como este.

En lugar de dar órdenes, debemos trabajarlo como una misión, una responsabilidad, una demostración de que es capaz de ir al baño de manera autónoma y con éxito, esto lo involucrara de una manera mucho más eficiente con el acto. La manipulación no es algo que debamos incorporar aquí, pues es un método frágil y con resultados que ofrecen un éxito temporal.

11. Tiempo sentado en el orinal. No esperes demasiado

Uno de los errores habituales que cometemos como padres primerizos, es asociar el éxito con el tiempo prolongado que el niño permanezca sentado en el orinal. Esto, no debe superar los cinco a 10 minutos, ya que, el tiempo prolongado sin ningún éxito, sólo hará que comience a experimentar agotamiento, cansancio y ansiedad. Aunque el orinal puede ser un lugar cómodo y adecuado a su anatomía, no es el lugar favorito dónde querrá estar durante prolongados minutos, por lo que, si no es necesario y ha sido una falsa alarma, entonces lo adecuado será que no se extienda demasiado tiempo sentado en este lugar.

Recuerda que el orinal es un lugar que el niño debe ver como un accesorio para depositar sus desechos cuando llegue el momento adecuado. Largos periodos sentados en este lugar, pueden desarrollar cierto rechazo, ya que, lo asocian con un constante fracaso y en múltiples oportunidades no se logra el objetivo.

Tomando en cuenta esto, es vital que cuides tu actitud cuando no se obtengan los resultados esperados, y en el caso contrario, si finalmente, después de un par de minutos ha logrado expulsar el pipí o la caca, recuerda decir frases reconfortantes y celebrar lo ocurrido, ya que, esto reforzará sus próximos intentos, haciendo que sea mucho más exitosa la visita al orinal en el futuro.

12. Los recordatorios: El arte de la persuasión

Recuerda que el niño aún está en periodo de adaptación a una nueva etapa, por lo que, realizar constantes comentarios acerca de su posible necesidad de ir al baño, lo ayudará a recordar que realmente debe ocuparse de algunos asuntos y expulsar los fluidos sólidos o líquidos. Pero, aunque esta es una instrucción simple, tenemos que intentar no ser invasivos, las preguntas cada tres minutos, pueden ponerlo nervioso, e inclusive, bloquear al pequeño, haciendo que sea más propenso a sufrir accidentes.

Hemos visto muchos casos sobre niños que, ante la insistencia de sus padres, intentan resistirse, lo que se convierte en una batalla de poder en la cual no queremos entrar. En ciertos puntos de este libro, te comentamos cuál es la manera más adecuada de abordar estas solicitudes, ya que, puedes mencionar eventos próximos, transiciones, o nuevos planes para realizar durante el día, siempre y cuando, involucres la acción de ir al orinal o al inodoro antes o después.

Adicionalmente, tendrás que asociar estos recordatorios con la ingesta de fluidos, si ya ha ingerido suficiente agua, es probable que debas estar atento y realizar estos recordatorios de una manera persuasiva, no simplemente preguntas o instrucciones. Intenta utilizar la psicología para ganarte la atención de tu niño.

13. Los intentos fallidos también se premian

Durante el entrenamiento para ir al baño, el niño se enfrenta a algo totalmente nuevo, y una de las principales victorias que vamos a conseguir durante el desarrollo de esta etapa, se encuentra precisamente en la idea de que vaya por sus propios medios sin necesidad de que lo impulsemos a hacerlo.

Es posible que termine sentado en el orinal un par de minutos y que simplemente haya sido un reflejo involuntario que no terminará en éxito. Pero el simple hecho de haberlo intentado, es algo que tenemos que reforzar, ya que, tarde o temprano, después de múltiples intentos, terminará consiguiendo el resultado final, que es la expulsión de la orina o la caca dentro del orinal o el inodoro.

14. La importancia de la higiene

Debemos mantener una rutina clara antes y después de ir al baño, enfocada en la limpieza, la pulcritud y la higiene. Después de ir al baño, lavarse las manos con abundante agua y jabón, mantener las secas, y tener el área genital completamente limpia, son algunas de las costumbres que debemos comenzar a compartir con nuestros hijos desde la primera etapa.

Ellos deben ser testigos presenciales de nuestros hábitos de higiene desde el momento de la preparación, mucho antes de iniciar con el entrenamiento. Si ven que somos cuidadosos con el aseo de las partes íntimas, y adicionalmente, lavamos nuestras manos para eliminar las bacterias, entonces ellos se identificarán con la rutina.

Debemos ser abiertamente explicativos, narrar las razones por las cuales debemos lavar nuestras manos, e inclusive, inventar una historia creativa y agradable que le permita entender al niño que eliminar las bacterias es fundamental para su salud.

15. Toma un descanso eventualmente tras un accidente

No estamos hechos de acero, somos seres humanos y cuando las cosas no salen bien, probablemente la frustración se adueñe de nosotros. Esto suele ocurrir con mucha frecuencia cuando se lleva a cabo un accidente, esto no resulta nada agradable, tendremos que limpiar, tanto al niño como el lugar donde ha sufrido el accidente, y probablemente tu paciencia comience a agotarse.

Antes de hacer comentarios inadecuados, actuar de forma ansiosa y nerviosa, es preferible que te tomes el tiempo de respirar profundamente y dar un descanso al entrenamiento, quizá, sea momento de salir al jardín, compartir en la cocina, o iniciar una rutina totalmente diferente que te permita desconectar de la constante observación y análisis del comportamiento del niño.

Recordemos que, para alcanzar el éxito en este entrenamiento, debemos permanecer proactivos, positivos y con la mejor actitud posible.

16. Diferencias entre anarquía y desorden conductual

El temperamento del niño debe ser analizado con mucho cuidado antes de emitir juicios acerca de su comportamiento. Cada niño es diferente, y esto lo hemos resaltado en múltiples ocasiones, pero vale la pena traerlo a colación nuevamente, ya que, hay ocasiones en las cuales podemos señalar una acción como un acto de rebeldía o desobediencia, pero en otras puede surgir simplemente como parte de un desorden psicológico.

Es momento de hablar de la enuresis y encopresis, los cuales pueden desarrollarse en el niño, y se tratan como trastornos de control voluntario, lo que hará que el niño deje las heces o la orina en diferentes lugares en lugar del orinal. Puede verse como algo voluntario o no, por lo que, será necesario evaluar en profundidad con un experto la existencia de este trastorno en la personalidad del niño.

Cuando nos encontramos en esta situación, tenemos que acudir a un experto lo antes posible, ya que, hay una gran diferencia entre la enuresis o la encopresis con la incontinencia urinaria o fecal. La principal diferencia es que la incontinencia está asociada a temas orgánicos, mientras que, los trastornos simplemente están asociados a la mente, la conducta y el comportamiento.

Estos tres posibles escenarios, los cuales están definidos por la anarquía, un trastorno, o una deficiencia orgánica, pueden ponernos en una situación bastante incómoda. Estar preparados, educarnos y atacar el problema desde el foco adecuado, será vital para poder avanzar.

17. Cómo lidiar con un niño constipado

En la mayoría de los casos, un niño constipado, es el resultado de una dieta inadecuada. Sí, en este punto, es tu responsabilidad asumir esta situación, y tratar de regularizar sus idas al baño. Esto se debe a múltiples razones, probablemente, no tiene una dieta con la cantidad de fibra correcta, por lo que, incorporar avena y cereales en su dieta, será de gran utilidad para poder expulsar la materia fecal de forma natural.

Los niños deben mantenerse activos, jugar, correr, estar en movimiento, y la ausencia de este ejercicio, puede hacer que las heces se solidifiquen y generen obstrucción, la cual, puede generar situaciones realmente incómodas al momento de ir al baño. Otro factor que puede disparar esta situación, es el miedo que surge ante los constantes cambios de ambiente, ya que, si el niño se familiariza con un baño en particular, ir a otros diferentes en espacios desconocidos probablemente le genere miedo o rechazo.

Los cambios de rutina son atroces en este ámbito, y si no se regulariza, no se establece un momento adecuado para ir al baño, esto puede generar bloqueos que impulsan al niño a resistirse a expulsar la caca. Ante la acumulación excesiva de las heces, probablemente las evacuaciones sean dolorosas, esto, se asocia con el dolor y el miedo, y puede convertir el hecho de ir al baño en una experiencia realmente estresante.

La manera en cómo abordamos esta situación puede aliviar o empeorar la manera en que el niño ve las idas al baño, si se rehúsa a ir al baño, debemos tomar cartas en el asunto, y plantear escenarios mucho más tranquilos, relajados, ofrecer nuestro apoyo, comprensión y consideración. No debe sentirse solo en esa situación.

18. Éxito con la pipí, pero aún la caca es un problema

Te sorprendería saber la cantidad de familias que atraviesan por esta situación, por lo que, no debes entrar en pánico. Defecar en los pantalones, puede ser algo bastante frecuente durante la primera etapa del entrenamiento, ya que, existe un vínculo bastante estrecho entre la sensación que ofrecía el pañal y el pantalón, esto se debe a su construcción y material.

Existe una conexión entre la sensación y la memoria muscular, por lo que, cuando el niño se siente en una situación confortable lo suficiente como para expulsar la materia fecal, probablemente se vea mucho más estimulado cuando lleva el pantalón.

Esto probablemente no ocurra con tanta frecuencia mientras se encuentra desnudo solo con la ropa interior. Dedicar un par de fin de semanas a estar completamente desnudo en la cintura para abajo, podrá hacer que este comprenda todo acerca del hábito de ir al orinal y expulsar los desechos en el lugar correcto. Después de conseguir que el niño expulse las heces en el lugar adecuado, probablemente ya no tenga que hacerlo en sus pantalones.

Los retrocesos: ¿Cómo lidiar con ellos?

Tomamos en cuenta el hecho de que cualquier cambio en la rutina del niño puede generar un leve retroceso. Esto puede estar asociado a mudanzas, cambio de escuela repentina, la ausencia de uno de los padres, entre otros, esto se traduce inmediatamente como un cambio en la vida de su pequeño, ante lo que, esta nueva rutina generará una transformación de la manera en que venía comportándose en el último periodo.

Esta transformación física y mental, hará que haya cierto retroceso en algunas de las conductas que han venido desarrollándose, y el entrenamiento para ir al baño no está exento de verse afectado. Entendamos que hay nuevas habilidades que han venido absorbiéndose durante la práctica y la repetición, por lo que, si las cosas comienzan a fallar repentinamente, lo mejor es tomar en consideración cuáles son los elementos que han afectado al pequeño.

No es justo juzgarlos simplemente por un accidente eventual, lo correcto será evaluar si realmente es un patrón y se ocurre todos los días, si no es así, entonces no tenemos por qué preocuparnos. Pero si está en desarrollo un patrón, tenemos que solucionar rápido este comportamiento a través de las diferentes etapas que mencionamos durante el desarrollo de este libro.

Muchos de los conocimientos que le has proporcionado a tu pequeño siguen en él, pero lo adecuado es refrescar parte de los mismos para que este vuelva a retomar la rutina exitosa.

19.Motivación en el orinal: cómo hacerlo divertido

Lo último que queremos, es que el niño comience a ver las visitas al orinal como algo aburrido, estresante o monótono, por lo que, mantener su concentración y su estado relajación, es algo que debemos trabajar.

La distracción es el peor enemigo que podemos conseguir en el baño, pero una vez que esté sentado en el orinal, podemos proporcionarle acceso a factores motivadores como buena música, algunas fotografías con las que se sienta agradable, juguetes de manos fáciles de manipular, su pelota favorita.

Puede ser el momento perfecto para estimular otra área de su cerebro proporcionándole las letras del alfabeto o los números en figuras impresas.

20. Si te alejarás de casa, hazlo con el equipamiento correcto

El entrenamiento de baño en casa puede resultar bastante simple de desarrollar si lo analizamos desde un punto de vista de practicidad, pero cuando estamos lejos de casa, quizá debamos viajar con una serie de elementos que simplificarán la higiene. Esto mantendrá al niño cómodo y garantizará la regularización de sus idas al baño.

Siempre es adecuado llevar un par extra de pantalones, faldas, shorts o vestidos, así como también ropa interior y medias. Los accidentes, dependiendo de la gravedad, pueden inclusive afectar los zapatos, así que, puedes incluir un par adicional, algo que no está de más.

La mochila donde introduciremos todos estos implementos, deberá ser a prueba de agua, así como también podemos colocar cobertores a prueba de agua en el asiento del coche si lo requiere. Para mantener la limpieza de nuestras manos, el gel anti-bacterial es vital, así como papel higiénico, toallas húmedas y el infaltable orinal portátil, el cual, será vital para el entrenamiento de baño.

Si prefieres utilizar el asiento de entrenamiento, entonces no lo dudes, es preferible tener todas las herramientas a la mano que necesitarlas y no tenerlas.

Capítulo 9:
8 Errores de los padres que debemos evitar inmediatamente

A continuación, hagamos una breve revisión acerca de lo que no deberíamos hacer durante este proceso de aprendizaje y entrenamiento. Es común sentir un poco de miedo y nerviosismo, pero lo primero que debemos hacer es fomentar la seguridad y confianza en nosotros mismos. Si no somos capaces de estimular la creencia en este entrenamiento, probablemente estaremos consumidos por la duda durante todo el desarrollo de este proceso.

Estos podrían ser los 8 mandamientos del entrenamiento del baño, lo que va a ayudarte a tener un desempeño más claro de lo que se debe evitar para no arruinar el avance, que hasta cierto punto hemos conseguido con la preparación y puesta en práctica de los consejos que te hemos proporcionado en este libro.

Antes de compartirte estos últimos consejos, sería apropiado felicitarte por tomar la iniciativa de acceder al conocimiento que te hemos proporcionado.

1. No uses lenguaje despectivo

Sí, las heces y la orina no son agradables, pero debes cuidar el lenguaje que usas para referirte a estos desechos mientras te encuentras frente a tu hijo.

2. No te rindas ante las fallas

Los accidentes ocurrirán, habrá días más complejos que otros, pero puedes estar seguro o segura de que, al actuar desde la constancia y el afecto, podrás lograr resultados maravillosos con tus hijos.

3. No salgas sin un orinal portátil

Este accesorio será crucial en el desarrollo del hábito, por lo que, no subestimes el poder de llevar siempre este accesorio contigo en los viajes cortos y largos.

4. No te distraigas en el proceso

Desconecta el teléfono, olvida el móvil, aléjate del portátil y no recibas visitas en casa. El enfoque debe estar sobre el niño, ya que, para atrapar la pipí en el momento adecuado, será necesario estar atentos.

5. No modifiques tu plan inicial

Si le has comentado a alguien sobre tu nueva misión en compañía de tu hijo, probablemente te harán recomendaciones y ofrecerán consejos de lo que debes hacer. No fusiones el método que te hemos compartido con los "consejos de abuelas".

6. Evita posponer

Para que algo pueda hacerse con exactitud lo primero que hay que hacer es iniciar. Suena lógico ¿no? Pero es así, no pospongas la rutina de entrenamiento si observas que tu hijo está listo para iniciar.

7. No consultes al pediatra si no es necesario

Aprende a evaluar las conductas y estímulos de tu hijo a través de la comunicación y la interacción. El pediatra es un buen aliado, pero lo creas o no, nada es tan poderoso como el vínculo comunicacional existente entre un padre y su hijo.

8. No bajes la guardia

Aunque se haya cumplido la primera fase con éxito y hayas tenido resultados positivos, lo peor que puedes hacer es descuidar la comunicación, la observación, la evaluación del niño y sus rutinas para ir al baño. Mantente atento con vista aguda.

Conclusión

E l entrenamiento para ir al baño es un método que ha sido empleado por múltiples padres a lo largo de los años, y que se ha ido perfeccionando con el tiempo hasta llegar a unos niveles de efectividad que hoy tienes la oportunidad de poner en práctica. Los consejos, recomendaciones y ejemplos que te comentamos a lo largo de este libro, parten de una investigación profunda basada en la perspectiva y punto de vista de expertos que valoran la importancia de esta etapa inicial en el infante, y la seriedad de tomar las riendas de un evento tan significativo como ir al baño.

Es fascinante contrastar algunos mitos y leyendas vinculadas a este proceso, y desmentirlos basándonos en la práctica y estudios psicológicos que profesionales de la pediatría y la psicología infantil han desarrollado para compartir con los padres modernos la mejor forma de educar a sus hijos en este aspecto. Es momento de dejar de ver la caca y el pipí como fluidos desagradables con los que debemos enfrentarnos mirándolos como si fueran "residuos tóxicos industriales".

Nuestros hijos requieren de nuestro amor, apoyo y respaldo, es desde el amor y la empatía que debemos desarrollar una crianza positiva y honesta, por lo que, cuando llega el momento de trabajar en equipo y canalizar los esfuerzos enfocados en una misma finalidad, todo se vuelve mucho más emocionante en el hecho de ser padres. Este libro es una herramienta valiosa para los padres primerizos que posiblemente han recibido conceptos y recomendaciones confesadas que los ubican en escenarios completamente diferentes.

No es nuestra intención desmontar las recomendaciones de miles de madres y abuelas que consideran conocer "el método infalible" para entrenar a los niños a ir al baño. Si somos sinceros, tenemos que aceptar que muchos de los conocimientos compartidos por expertos, parten del ensayo y error que las madres de diferentes eras y épocas han venido implementando hasta conseguir lo que, hoy en día podemos definir como un método bastante efectivo, y muy flexible que puede ofrecer a los padres e hijos la oportunidad de decir adiós a los pañales.

El cierre de una etapa da la posibilidad de caminar juntos hacia la regularización de las visitas al baño por cuenta propia de niños de al menos 30 meses de edad. Conocimos que, aunque hay una etapa recomendable, no es estrictamente necesario que se cumpla en este período, ya que es prudente evaluar las capacidades del niño y no exigir por encima de sus posibilidades. Este es un aspecto muy importante, ya que, cuando subestimamos al pequeño con instrucciones abrumadoras, podemos terminar generando un efecto contrario, bloqueando su disposición a ir al baño correctamente.

Llevar a cabo esta investigación y compartir la experiencia a través de este libro es un inmenso placer, pues existe una consciente de que se disipan muchas dudas y se abre un panorama mucho más claro de lo que un padre primerizo debe hacer para deshacerse de los pañales y comenzar a confiar en las habilidades del niño. La comunicación juega un papel muy importante en el entrenamiento de baño, pues es una oportunidad para los nuevos padres de poder evaluar con detalle durante al menos 3 días cómo se comporta el niño y las señales que envía en determinadas circunstancias.

Es una oportunidad valiosa de desligarnos de la rutina y de los pendientes, entregarnos por completo a la fascinante tarea de ser padres, y comandar en conjunto con nuestros hijos hacia la obtención de una de las primeras metas más importantes. La independencia del niño o niña para ir al baño sin tener que depender de nadie más, podría catalogarse como uno de nuestros primeros logros. Es tan determinante como aprender a comunicarnos o movernos por cuenta propia.

Los hábitos de higiene, y la percepción que se tiene sobre el proceso de evacuar u orinar también juega un papel muy importante en el mensaje que se plasma en este libro. Entendemos que es difícil para muchos padres cambiar de esquema luego de leer este libro, pero sabemos cuán provechoso puede llegar a ser si se aplica desde el amor y la dedicación. Es nuestra intención aportar soluciones eficientes y rápidas, que permitan a los padres obtener los resultados que sus expectativas proyectan en el menor tiempo posible.

El entrenamiento de baño no se trata de una finalidad, como se ha mencionado en valiosas partes de este libro, el entrenamiento de baño es un proceso en el cual se consolidan muchos aspectos de la relación entre el padre, maestro, cuidador y el niño. La confianza, la empatía, el refuerzo positivo y el amor, se ven estimulados en cada una de estas situaciones que para muchos que desconozcan este método puede ser un dolor de cabeza que se prolonga indefinidamente, simplemente por desconocer cómo manejar la situación de la manera correcta.

No se trata de entrenar a nuestros hijos para una finalidad, se trata de establecer una rutina que defina una regularidad que involucra la salud física y mental. Comprendamos que existe un gran impacto psicológico en la incapacidad de manejar estas rutinas a medida que los años van pasando. Cuando el niño supera los tres años de edad, y no tiene la posibilidad de controlar sus visitas al baño y los accidentes se hacen recurrentes, existe una gran probabilidad de que tenga inconvenientes en la escuela.

Este libro es un resumen simple de lo que puede representar este viaje de aproximadamente 3 días dedicados únicamente a la consolidación del éxito, acerca de la percepción que tienen el niño sobre el orinal, y prepararlo para el uso del inodoro. Es maravilloso poder darle la seguridad a un pequeño de 3 años de edad de poder salir al parque y no tener que preocuparse por manchar su ropa interior, o tener que enfrentarse a la vergonzosa situación de ensuciarse frente a sus amiguitos.

El entrenamiento de baño en la etapa inicial es algo que debemos emplear cada vez más con compresión y cariño, alejándonos del castigo, la crítica y el rechazo. No es un secreto para nadie que muchas veces nos referimos a la caca como algo maloliente y desagradable, proyectando ante el niño una especie de rechazo que puede determinar haciéndole creer que lo que hace está mal, siendo exactamente todo lo contrario. Debemos celebrar cuando logra defecar en la bacinica, involucrarse en la manera de cómo deshacerse de los desechos en el inodoro, y hacerlo parte de una rutina que tendrá que enfrentar el resto de su vida.

El éxito de este programa de entrenamiento reposa no en el cumplimiento de los pasos con precisión y firmeza, sino en la absoluta disposición a desarrollar las etapas desde la creencia de que es lo mejor para nuestros hijos. Cualquier aporte que proyecte a nuestros pequeños hacia un futuro más independiente y autosuficiente es algo de lo que tenemos que sentirnos orgullosos.

Estamos seguros de que después de invertir un fin de semana en el entrenamiento para ir al baño que te compartimos, luego de ese desgaste, no habrá nada más gratificante que ver a tu hijo sentado en el orinal por sus propios medios; luego de haberse despedido del pañal sin traumas ni dramas. Te deseamos la mejor de las suertes en esta aventura y recuerda disfrutar de cada segundo de una etapa que sólo se vive una vez.